比尔及梅琳达·盖茨基金会项目支持

U0297660

药品监管科学初探

中国食品药品国际交流中心　　组织编写

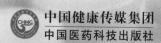

中国健康传媒集团
中国医药科技出版社

图书在版编目（CIP）数据

药品监管科学初探 / 中国食品药品国际交流中心组织编写 . —北京：中国医药科技出版社，2023.2

ISBN 978-7-5214-2939-8

Ⅰ.①药… Ⅱ.①中… Ⅲ.①药品管理—监管制度—研究—中国

Ⅳ.① R954

中国版本图书馆 CIP 数据核字（2021）第 232408 号

美术编辑　陈君杞

版式设计　也　在

出版　**中国健康传媒集团** | 中国医药科技出版社

地址　北京市海淀区文慧园北路甲 22 号

邮编　100082

电话　发行：010-62227427　邮购：010-62236938

网址　www.cmstp.com

规格　710×1000 mm $\frac{1}{16}$

印张　13 $\frac{1}{4}$

字数　217 千字

版次　2023 年 2 月第 1 版

印次　2023 年 2 月第 1 次印刷

印刷　三河市万龙印装有限公司

经销　全国各地新华书店

书号　ISBN 978-7-5214-2939-8

定价　**120.00 元**

获取新书信息、投稿、为图书纠错，请扫码联系我们。

本书编委会

前　言

　　为全面提升我国药品治理体系和治理能力现代化水平，加快实现我国从制药大国向制药强国迈进，更好地满足新时代人民群众日益增长的健康需求，2019 年 4 月，国家药监局发布中国药品监管科学行动计划，开启了我国药品监管科学研究的新篇章，受到业界的高度关注和积极响应。

　　随着全球化、信息化、社会化的快速发展，新兴科学、新兴技术不断演进，新材料、新产品层出不穷，药品产业的创新模式发生巨大变革，甚至在局部领域产生颠覆性影响。药品监管机构面对新科学、新技术的挑战，仅依靠有限的已知科学证据作出面向未来的决策，存在可预见的风险。

　　药品监管机构在解决如何"跟得上""联得紧""转得快"的难题时选择全面提升药品监管能力。21 世纪以来，药品监管科学的兴起，是药品领域科学技术迅猛发展、公众健康需求持续提升、公共政策研究日益丰富、社会协同治理不断深化的产物。从"新时代"的角度看，药品监管科学概念的出现标志着药品监管融合创新时代的到来。从"新力量"的角度看，药品监管科学概念的出现标志着药品监管协同力量的产生。

　　为了对当前我国药品监管科学领域的问题和挑战有清晰的认知，监管科学领域的专家学者，对药品、医疗器械、化妆品、融合性产品等领域涉及的监管科学问题进行系统梳理，形成本书。

　　由于时间所限，本书中的很多内容尚不成熟，仅代表各编者对监管科学某个领域当下的理解和思考，很多问题还需持续深入研究探讨。

　　本书可作为药品监管机构、科研院所以及高校、医药行业等有志于监管科学领域研究同仁的参考书，编者愿与广大读者交流不同的观点，以逐渐拓宽监管科学研究的深度和广度。

编　者

2023 年 1 月

目 录

第一章

总　论

第一节　监管科学的背景和意义

一、监管面临的挑战

21 世纪是创新的世纪。随着科学技术的发展，信息时代的到来，各种科学知识呈现爆炸式增长，健康领域应用新兴科学技术的产品不断出现，新兴科学技术已经悄无声息地渗透到药品、化妆品、医疗器械等健康产品和医疗相关领域的方方面面，深刻地影响着疾病的预防、诊断和治疗康复，甚至影响着人类的健康和经济的发展。

21 世纪对药品监管机构能力要求，已经不是传统意义上的缓慢知识累积过程，而是一种爆炸式的知识涌入。当今时代，监管机构面临的挑战主要来自于精准医学治疗、诊断技术以及先进生产技术、评价技术等方面。

精准医学时代，医学科学对疾病的认知发生了根本性的改变，以往按症状、部位和器官命名的疾病分类被基于组学技术的精准分型所代替，基于分子表型进行全新的疾病分类，力求准确寻找病因和治疗靶点，实现个体化医疗。

精准医学的发展改变疾病治疗思维和药物研发路径，从"模糊"走向"靶向"，从"治标"走向"治本"，从"对症治疗"走向"预防或者治愈"。药物研发的底层理论和思维方式随之改变，迫使监管机构必须变被动为主动，做出适应性政策调整和改进。监管科学正是在这样的历史背景下越来越得到国际药品监管机构的重视，并快速融入药品监管机构的监管决策当中。

药品监管机构的主要职能是对药品、化妆品、医疗器械等的审评、检验、监测评价和监管。药品、医疗器械等健康相关产品是高科技产品，其研发过程、生产过程、使用过程融合了各种现代科学技术，在批准还是不批准，撤市还是不撤市的决策紧要关头，监管机构如同公众健康的"把关人"，承载着保护和促进公众健康的使命。

公众健康需求是监管科学产生和发展的最直接驱动因素之一。监管机构必须思考如何满足患者尚未满足的治疗需求，如何获得疗效更好、更安全、更及时的治疗产品。监管法规的建立、监管程序的完善以及监管工具、方法和标准的开发将直接影响先进科学和技术引入监管决策的进程，原有的审评标准、质量标准、生产技术标准等可能已经落后于科技步伐，停滞不前就是对健康的漠视，可能意味着生命的消逝。

二、监管科学的意义和目标

监管科学的提出和繁荣具有深刻的历史背景和现实意义，它意味着融合创新、深刻变革时代的到来。监管机构必须融合已经掌握的和新兴的多学科知识，整合多领域顶尖人才，开拓多来源证据获取路径，解决多类型产品的评价以及监管等疑难问题，进行科学的监管决策。

（一）药品监管的初心使命

保障药品安全责任重于泰山。党中央、国务院高度重视药品监管工作，国家药品监督管理局始终坚决贯彻落实"最严谨的标准、最严格的监管、最严厉的处罚、最严肃的问责"要求，坚持以人民为中心的发展思想，全面强化药品全生命周期监管，持续深化审评审批制度改革，积极推进职业化、专业化药品检查员队伍建设，大力发展监管科学，不断提升药品监管能力和水平，各项工作有序有力推进，不断取得新成效。

药品监管的初心始终是确保公众用药安全、有效、合理可及。药品监管科学研究必须围绕这三个管理目标的实现来规划、设计、开展，只有这样才能既不脱离监管的实际，又能针对监管实践中的问题，研究才能有的放矢，才能为监管提供智力支持。监管科学的核心是：①确保药品的安全性，药品是防病、治病的特殊商品，这是最基本且必不可少的要求。②保证药品的有效性，是药品的特殊功能所必须具备的要素，特定的药品按照规定的用法、用量用于防病、治病必须有效。③保证药品的合理可及，公众能够以可以负担的价格获得对症、高质量的药品，并可以方便地获得合理使用该药品的相关信息。确保公众用药"安全、有效、合理可及"是建设健康中国，不断提高人民健康水平的重要基础，也是坚持"以人民为中心"发展思想的具体体现。

中国共产党第十九次全国代表大会把维护人民健康上升到国家战略的高度，作出了"实施健康中国战略"的重大决策。中共十九届四中全会提出了坚持和完善中国特色社会主义制度、推进国家治理体系和治理能力现代化的总体目标:"到我们党成立一百年时,在各方面制度更加成熟更加定型上取得明显成效;到二〇三五年,各方面制度更加完善,基本实现国家治理体系和治理能力现代化;到新中国成立一百年时,全面实现国家治理体系和治理能力现代化,使中国特色社会主义制度更加巩固、优越性充分展现。"新时代中国特色社会主义建设与发展,要求我们药品监管科学研究,必须以真正落实"最严谨的标准、最严格的监管、最严厉的处罚、最严肃的问责"这一最重要、最核心的目标来规划、设计、开展,必须把"四个最严"的要求贯穿于整个药品监管科学研究的全过程,才能做到确保人民群众用药安全、有效、合理可及;才能使药品监管科学研究融入"健康中国战略"这一大部署;才能使药品监管科学研究的成果造福于人民,为实现中华民族伟大复兴的中国梦,做出积极的贡献。

(二)药品领域的意义与目标

2015 年,国务院《关于改革药品医疗器械审评审批制度的意见》(国发〔2015〕44 号,以下简称 44 号文件)发布,药品审评审批制度改革全面启动,核心目标是解决审评积压,鼓励新药上市,提高药品质量。此后,药品审评积压问题在 1 年左右得以解决,创新药上市激励作用初步显现。2017 年,中共中央办公厅、国务院办公厅《关于深化审评审批制度改革鼓励药品医疗器械创新的意见》(厅字〔2017〕42 号,以下简称 42 号文件)发布。意见提出,改革临床试验管理制度,接受境外临床试验数据,加快临床急需药品医疗器械审评审批,对治疗严重危及生命,且尚无有效治疗手段的疾病,以及公共卫生方面等急需的药械,如果临床试验早期、中期指标显示疗效,并可预测其临床价值,可附条件批准上市。《中华人民共和国药品管理法》(以下简称《药品管理法》)和《中华人民共和国疫苗管理法》(以下简称《疫苗管理法》),搭建起药品审评路径的主干道,建立了针对尚未满足治疗需求的药品超常规加速上市机制,同时建立药物警戒制度,建立药品全生命周期的风险控制机制。《药品注册管理办法》(2020 年 1 月 22 日国家市场监督管理总局令第 27 号公布)第三十五条规定,仿制药、按照药品管理的体外诊断试剂以及其他符合条件的情形,经申请人评估,认为无需或者不能开展药物临床试验,符合豁免药物临床试验条件的,申请人可以直接提出药品上市许可申请。豁免药物临床试验不等于不需要提供安全性、有效性相关证明证据,在某些情况下,可以探索体外方法、模型方法等代替临床试验，这些都属于监管科学应用的范围。在检查和检验方面，也隐藏着适合探索应用监管科学的领域：《药品注册管理办法》中规定，审评过程实行基于风险的药品注册核查、检验；新修订的《药品生产监督管理办法》中多个条款出现基于风险的药品检查，这都是监管科学需要探索的领域。此外，在药品注册申请提交、审批、备案方面，在药品监管中的信息存储、交换和共享方面，都涉及信息系统建设，数据传输标准的创建也属于监管科学的范畴。

《药品管理法》和《疫苗管理法》的实施，以及配套文件的执行，对药品监管科学提出了更高要求。尽管监管科学研究尚处于初级阶段，但监管需求相当迫切，需要整合社会资源，加快我国监管科学研究和实践步伐。

（三）医疗器械领域的意义和目标

目前，我国医疗器械产业迎来快速发展时期，企业创新能力不断增强。但产品上市慢、上市后监管难等问题比较突出，加快医疗器械领域研究成果转化、加强产品上市后监管非常必要且紧迫。

当前我国医疗器械监管的制度体系正在以《医疗器械监督管理条例》的修订为契机进行重塑，医疗器械监管制度的科学性将得到明显加强。但我国医疗器械行业整体规模不大，技术水平和监管队伍整体实力亟须提升。如何通过医疗器械监管科学的不断深入研究促进行业的长远健康发展，正是我们所需要思考的深层次问题。

国家药品监督管理局医疗器械技术审评中心逐步理清审评各环节概念，统一科学审评理念，加快开发新工具和新方法用于科学评估产品的安全、有效、质量和性能。在鼓励医疗器械创新、临床试验审批、推进临床急需医疗器械注册上市以及罕见病等理念模糊与制度建设等薄弱环节建章立制，理顺审评要求，修订《创新医疗器械特别审查程序》《医疗器械临床试验设计指导原则》《用于罕见病防治医疗器械注册审查指导原则》等多项规范性文件，并经由国家药品监督管理局对外发布。组织制定了 280 项指导原则，97 项操作规程，以及翻译转化欧美医疗器械指导性文件 895 项。

医疗器械监管科学的未来目标是，开展监管科学理论、技术发展、趋势及法律问题的研究，保证技术审评不落后于医疗器械新技术发展水平，确保在热点以及新兴领域提前形成相关审评要求，应对科学技术快速发展趋势下对审评工作带来的挑战与机遇。

（四）化妆品领域的意义和目标

化妆品是满足人们对美的需求的消费品，产品具有季节性、时尚性强，品种多、批量小、销售周期快等特点。这些特点决定了监管部门既要严把化妆品安全关，又要管好管活，给企业创新发展留下空间。国家药品监督管理局提出，要健全完善法规标准体系、技术支撑体系和风险防控体系，推进化妆品监管体系和监管能力现代化，促进产业高质量发展，保障公众用妆安全。"化妆品安全性评价方法研究"项目组严格按照国家药品监督管理局监管思路，梳理分析我国化妆品产业现状和国内外化妆品监管科学研究进展，初步提出化妆品监管科学中长期规划基本思路。主要包括：推动并理顺国家化妆品标准管理机制，打造权威科学的技术标准体系；研究建立风险物质在线筛查技术平台，提升技术支撑体系的整体风险识别和分析能力；利用大数据、人工智能等信息化新手段，构造集监测、评估、预警、决策、交流为一体的智慧监管平台；研究充实审评技术和指南，完善不同类别化妆品及新原料的审评指导原则；健全审评质量管理体系，优化流程导向的科学管理体系，完善技术争议解决、沟通交流、审评信息公开等制度，实现全面智慧审评。

第二节 监管科学的内涵与特征

一、监管科学的内涵

监管科学具有跨学科（interdisciplinary）和多学科（multidisciplinary）的特点，几乎依赖于所有的科学学科。监管科学的一个关键特征是试图预测未来的事件，涉及食品、药品、环境、安全、经济和许多其他人类活动，并确保法律法规和政策的合理制定，避免产生不利后果，促进创造有利的环境条件。监管科学还包括在法庭上评估科学主张的有效性，以及协助许多其他政策决策制定。

美国哈佛大学从事科学技术研究的教授 Sheila Jasanoff 在 1990 年首次对"regulatory science"一词进行深入阐述，试图找到一个能与现有"研究科学"（research science）进行区分的标志，认为它是一门包含了科学、社会和政治相互关系的学科，而不仅仅是监管机构和其他决策制定者从诸多独立、客观的科学研究中去发现、挖掘而促成的学科。监管科学的要旨不是得到真理（get at the truth）本身，而是实现"可用的真理（achieve a serviceable truth）"。

美国 FDA 于 1991 年开始使用"监管科学"这一概念解决医药等"应用科学的产品"问题。此后，美国 FDA 开始重视"监管科学"，并将其确定为 21 世纪重点推动发展的学科。

美国 FDA 科学委员会 2007 年在《美国 FDA 的科学与使命危机》报告中将监管科学描述为公众健康机构（public health agency）为履行职责所需的基于科学的决策过程。

美国 FDA 前局长 Margaret Hamburg 在 2009 年指出"监管科学是用来评估和评价产品安全性的科学和工具"。

美国科学研究所（Research Science Institute，RSI）所长 Alan Moghissi 于 2009 年在 *The Scientist* 杂志发文，认为监管科学是科学在社会决策过程各个层面上的独特应用。

美国 FDA 在 2010 年《NIH- 美国 FDA 合作加速快速通道产品创新的声明》

Announcement of NIH–FDA Collaboration to Fast-Track Innovations to the Public
中将监管科学描述为开发和使用新工具、标准和方法，以便于更高效地研发产品，更高效地评价产品的安全性、有效性和质量的科学。

美国宾夕法尼亚大学医学院 Garret FitzGerald 教授于 2010 年指出，监管科学是通过获取和分析足够的数据，以指导与批准安全有效的治疗产品、器械和化妆品以及确保食品供应安全和营养价值有关的知情决策。美国南加州大学（University of Southern California，USC）药学院对监管科学的描述为：监管科学将生物医药产品研发的监管和法律要求与确保产品安全、有效的科学研究联系起来。美国医学研究所（Institute of Medicine，IOM）于 2012 年指出，监管科学是应用科学方法来改进新药、生物制品和在需要上市前审批的医疗器械的研发、审评和监督的科学。美国国立卫生研究院（National Institutes of Health，NIH）认为监管科学促进新的或改良的工具、方法、标准以及更易理解的应用科学的开发、评价和获得，并在产品全生命周期中持续改进产品的安全性、有效性和质量的评价。美国 FDA 将监管科学定义为研发新工具、新标准和新方法，以评估美国 FDA 监管的产品的安全性、有效性、质量和性能的科学。

二、监管科学的研究范畴

尽管监管科学是一门独特的科学学科，但与其他科学学科如物理、化学或生物学一样，包括许多研究领域，统称是"监管科学"。其实际包括药品监管科学、环境监管科学、食品监管科学等各种监管科学研究分支。

监管科学，是多维度交叉融合的理论体系。纵观美国、欧洲、日本等发达国家和地区监管科学的学科发展历程，监管科学的发展范畴主要包括：①对监管体系、监管决策和公众健康影响的研究和完善，包括行为科学、决策理论和创新科学，甚至卫生技术评估、民众和社会对话、监管激励、行业监管和商业系统平衡；②以严格的科学研究和支持数据为基础，研究与起草相关法律法规、指导原则；③设置培训、系统教学课程和研究，针对本学科的"使命和职责"确定具体内容，开展人才培养和研究活动。从学科维度而言，监管科学是融合了自然科学和社会科学的一门基础性、战略性大科学学科，是涉及政治、经济、文化等多个层面，多门科学高度交叉融合的学科体系和理论体系。

Alan Moghissi 博士认为科学能否纳入监管科学范畴取决于科学信息的成熟度和再现性，监管科学属于部分可再现的科学类别（partially reproducible science class）。该类别包含依赖于可再现的科学，包括已证科学或演进科学（evolving science）信息，可再现性意味着任何科学主张都必须提供有效性的证明，监管机构应当将无可争议的科学领域与包括假设和解释的领域分开对待。

再现性（reproducibility）是指使用相应科学证据中（如同行评审期刊文献）所述的相同方法对同一被测变量重新测量后的结果一致性。根据科学信息的成熟度和再现性，分为已证科学和演进科学、边缘科学和非科学，演进科学又分为可再现、部分可再现、循证科学、假设科学类别。边缘科学应当限定其使用的情境和条件，这也是我们在后面的章节看到，监管科学的工具、方法附加应用场景条件的原因。非科学则不应当作为监管科学的考虑范围。

综上，监管科学的研究范畴聚焦在演进科学和边缘科学领域，这些领域尚未得到科学上的证实，或者尚未达成科学上的一致，是有争议或需要监管合理性判定的领域。已证科学因已经成熟，通常不在监管科学的研究范畴（图 1-1）。非科学不应作为监管科学的研究领域，但应当加以识别并排除在监管决策考虑之外。

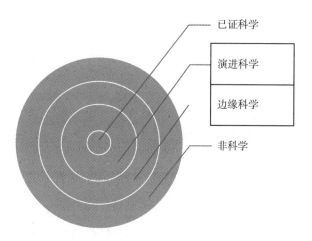

图 1-1　监管科学的研究范畴：演进科学与边缘科学

三、监管科学的特征

监管科学是融合了自然科学和社会科学的一门基础性、战略性的科学学科，涉及政治、经济、文化等多个层面，多门科学高度交叉融合的学科体系和理论体系。

药品监管科学是研究如何运用各种传统的和新兴科学知识进行药品审评、检查、监测评价等监管决策，并加以实践的超科学或者跨界科学、演进与边缘科学。监管科学的基础是药品监管的战略、理念、法律、制度、程序和机制，监管科学具体表现为创新的（或改良的）标准、方法和工具。药品监管科学具有如下基本特征：

一、药品监管科学是一门应用性的交叉学科，其应用医学、药学、社会学、法学、新兴科学等交叉学科理论，研究从监管机构角度如何创新监管工具、标准、方法，促进医学科学发现尽快转化为有临床价值的治疗产品，提高监管机构对治疗产品安全性、有效性和质量评价的科学性和效能。

监管科学的交叉学科涉及诸多自然科学学科群，包括基础医学、遗传学、生物工程、生物学、生物伦理学、生物信息学、生物营养学、生物统计学、化学、临床药理学、医学测量、微生物学、动物药理学、药学、药物和医疗器械研发、药物分布和代谢、系统生物学、毒理学、制药工程、信息技术等；也涉及诸多社会科学学科群，包括经济学、流行病学、政策学、信息技术、临床试验设计与管理、沟通学、决策学、伦理学、法律、医学信息学、公共卫生、药品监管、质量管理、风险管理、系统分析等。

二、药品监管科学是一门跨界科学，或者叫作边缘科学，很难单纯用自然科学和社会科学进行严格区分。通过跨越交叉学科产生的新知识，已经不再单纯是自然科学范畴。虽然监管科学知识的产生很大程度上基于自然科学，但监管科学领域的新知识的产生过程则更多的通过社会科学的研究程序，如调研、意见征询、评论、共识程序、社会科学测量方法等得以实现，且最终的监管科学决策过程带有明显的文化背景、价值判断等社会科学特征。

三、药品监管科学关注安全性、有效性、质量三个维度的监管决策中创新工具、标准和方法的研究内容。维度中的核心内容是随着科学和技术的发展不断拓展和延伸。

四、药品监管科学的学科建立以临床治疗需求为价值基点，药品监管机构是监管科学的发起者、倡导者、实践者。监管科学学科构建使命主要由大学承担，行业协会、产业界、医疗或临床机构与患者是监管科学研究的需求方、参与方、支持方和利益相关方。药品监管科学学科创建初期更多采用多方资源整合的合作模式，标志着融合创新时代的到来。

综上，监管科学是监管的研究性活动的规则、原则和法律的方法论手段，其背后蕴藏着深刻的文化、社会、经济、政治背景和社会价值判断。

第三节　监管科学的萌芽与发展

一、萌芽阶段

早在 19 世纪末和 20 世纪初的美国，监管机构负责制定规则，通常并不考虑科学，而宗教和信仰超越了科学，在社会决策过程中发挥绝对主导地位。随着社会的发展，各行业发展逐渐受限，立法者、监管者和产业界逐渐认识到，规范行业活动需要获得更多的科学信息，监管机构对科学的渴望得到社会的广泛关注，这些领域包括但不限于采矿、制造业、农业、空气污染、饮用水、水污染和食品安全等领域。

监管科学起源于监管机构对无法解释的新领域的认知渴望和使命担当，最初被称为"超科学或跨科学"（trans-science）。美国核能物理学家阿尔文·温伯格（Alvin M. Weinberg）在 1972 年发表 *Science and Trans-Science* 一文把评估电离辐射的影响的科学过程视为跨界科学，或超科学，尽管从认识论的角度讲，"超科学"是关于事实的问题，可以用科学语言提出，但却不能单纯依靠科学来回答，因为其超越了科学能够解释的界限，这被认为是监管科学的最初萌芽。

"监管科学"（regulatory science）一词最早出现在 1970 年 12 月美国环境保护署（Environmental Protection Agency，EPA）成立后不久，在 Alan Moghissi 博士起草的一份 EPA 面对的科学问题的内部建议书中，指出 EPA 正在面临着必须在法定时限内依据不符合传统科学要求的新的科学证据，作出监管决策的挑战。当时，监管科学一词并不被公众普遍认可，对监管科学能否成为新的学科并没有达成共识。

二、发展过程

1990 年后，随着科学技术和社会管理的快速发展，监管科学与药品监管的结合日益紧密，理论研究和实践探索不断深化，药品监管科学进入成熟时期。

(一) 中国药品监管科学发展

2008~2010 年，国家药品监督管理局中国食品药品检定研究院、浙江大学、天津药物研究院等国内机构与美国食品药品管理局国家毒理研究中心（National Center for Toxicology Research，NCTR）建立合作关系，开展早期监管科学技术的探索性研究。2012 年，浙江大学受美国 FDA 的委托，在中国杭州承办了以"药物评价和监管领域新兴技术"为主题的第二届监管科学全球峰会。2017 年，中国食品药品检定研究院受邀加入全球监管科学研究联盟（Global Coalition for Regulatory Science Research，GCRSR），正式成为该学术团体的一员，每年定期参加 GCRSR 执行委员会内部会议和监管科学全球峰会交流，共同讨论全球监管科学共性问题，推进全球监管科学发展。2018 年，中国食品药品检定研究院受美国 FDA 及 GCRSR 委托在中国北京承办了以"数据科学时代下的膳食添加剂和植物药的风险/效益"为主题的第八届监管科学全球峰会，刘昌孝院士作了题为《监管科学在中国的发展》的主题特约报告。

2013 年，国内第一个食品药品监管科学机构——天津滨海食品药品监管科学研究中心在天津药物研究院成立，同年中国药品监督管理研究会成立，对促进我国药品监管科学发展起到积极推动作用。2015 年，北京大学亚太经合组织监管科学卓越中心在京成立。

2017 年在北京举行了一次中美药品监管的圆桌会议，中国工程院桑国卫院士、刘昌孝院士和张伯礼院士以及原国家食品药品监督管理总局药品审评中心专家参加，重点研讨中药和植物药的科学监管问题，刘昌孝院士作了题为《中药质量标志物与中药质量控制》报告。2017 年中国工程院启动了"监管科学战略发展咨询项目"，2018 年，宁光院士和刘昌孝院士等专家完成该咨询报告。2018 年 4 月 10 日，由清华大学药学院主办的"新时代中药传承与创新、药物创新与监管科学研讨会"在清华大学顺利召开，研讨会同时宣布成立清华大学药品监管科学研究院并举行揭牌仪式。

2019 年 4 月 30 日，国家药品监督管理局发布通知，决定开展药品、医疗器械、化妆品监管科学研究，启动实施中国药品监管科学行动计划，并确定首批 9 个重点研究项目。围绕"创新、质量、效率、体系、能力"主题，推动监管理念制度机制创新，加快推进我国从制药大国向制药强国迈进。监管科学行动计划立足我国药品监管工作实际，围绕药品审评审批制度改革创新，密切跟踪国际监管发展前沿，拟通过监管工具、标准、方法等系列创新，经过 3~5 年的努力，制定一批监管政策、审评技术规范指南、检查检验评价技术、技术标准等，有效解决影响和制约药品创新、质量、效率的突出性问题，加快实现药品治理体系和治理能力现代化。

2019 年 4 月 26 日，四川大学医疗器械监管科学研究院成立，成为国家药品监督管理局首个医疗器械监管科学研究基地。2019 年 6 月，国家药品监督管理局与中国中医科学院、北京中医药大学签署中药监管科学研究合作协议，成立中药监管科学研究中心、中药监管科学研究院；2019 年 11 月，国家药品监督管理局批复山东大学为国家药品监督管理局药品监管科学研究基地；2019 年 11 月，沈阳药科大学药品监管科学研究院作为国家药品监督管理局药品监管科学研究基地正式揭牌运行；2019 年 12 月，国家药品监督管理局批复华南理工大学为国家药品监督管理局医疗器械监管科学研究基地；2020 年 1 月，国家药品监督管理局批复北京工商大学为化妆品监管科学研究基地；2020 年 9 月，国家药品监督管理局与北京大学共同签署战略合作框架协议，共建北京大学国家药品医疗器械监管科学研究院；2020 年 10 月，国家药品监督管理局和中国医学科学院签署合作协议，共建药品医疗器械监管科学研究院，共同推动药品监管科学发展。

（二）美国药品监管科学发展

20 世纪 70 年代，美国的监管机构的科学决策能力不足，常常处于尴尬境地，依据"跨界"科学进行稍显"模糊的"监管决策，逐步探索出一条"在科学的边界行走"之路，为自身的改进和蜕变埋下伏笔。此后，监管试图紧跟科学进步，但发展似乎比较缓慢，真正的跨越发生在 21 世纪初，2001 年人类基因组图谱及初步分析结果公布，使科学家对疾病的认知、防治理念发生颠覆性转变，疾病防治从"模糊"转向"精准"和"个体化"，转化医学、精准医学的发展使创新产品不断涌现，美国 FDA 应接不暇。2004 年，美国 FDA 发布《创新 / 停滞：新医疗产品关键路径上的机遇和挑战》白皮书，提出实施关键路径倡议。2010 年 2 月，美国 FDA 发布《推进公共健康的监管科学》白皮书，分析了新的科学发现与创新性医疗产品、方法之间日益扩大的鸿沟的原因，确立了监管科学发展的重点任务，包括加强对产品安全性、有效性的评价及监管能力建设、提升现有监管方式的现代化水平、加快构建全新监管路径等。关键路径计划和监管科学战略的相继提出，监管科学理念、实践和学科体系逐步建立和发展，助力美国 FDA 的监管能力提升和自身现代化。2011 年 8 月，美国 FDA 发布《促进美国 FDA 监管科学：战略计划》，提出监管科学的 8 个优先领域（2013 年美国 FDA 增加第 9 个领域：强化全球产品安全网）。

美国的药品监管科学起步虽然缓慢，但在 1992 年《处方药申报者付费法案》（Prescription Drug User Fee Act Reauthorization，PDUFA）颁布以后加速发展，2011 年监管科学战略发布以及 2016 年《21 世纪治愈法案》的两次助推使监管科学步入快速发展期。美国 FDA 建立了加速创新疗法上市的快速通道和突破性治疗等多个"超高速通道"，着眼于针对疾病病因的产品研发，把创新产品研发提前纳入监管机构视野，与之配套的监管科学的标准、工具和方法开发提前，从疾病通路研究获得生物标志物、结果评估方法，不断优化审评模式和风险获益评估方法，并将产品迅速转化到社区应用，加之建立多元化上市后监管大数据来源，开发患者社区和疾病登记系统，使得创新监管科学工具、标准和方法不断拓展，移动设备与患者报告评估方法的开发，使患者参与药品监管决策的愿望得以实现。美国 FDA 开展的监管科学工作建立了一种鼓励原始创新的"前端加速""研发提前加速"的适应性路径模式，努力实现满足紧迫治疗需求的创新激励目标。

在药品监管科学研究方面，美国 FDA 内部与外部融合式研究创新相结合，美国 FDA 与顶尖大学和研究机构合作设立的监管科学与创新卓越中心（Centers of Excellence in Regulatory Science and Innovation，CERSI）成为美国 FDA 的"外脑"和"智库"。为了确保早期阶段的密切合作，美国 FDA 选择了两所高校通过合作协议（U01）机制进行资金支持，这两所高校分别是乔治城大学和马里兰大学。2013 年，美国 FDA 设立第二阶段竞争申请流程，建立更多的 CERSI，包括加州大学旧金山分校（UCSF）联合斯坦福大学的 CERSI 以及约翰霍普金斯大学 CERSI。随后又建立了耶鲁大学 - 梅奥诊所 CERSI，截至 2018 年 12 月，美国 FDA 共设立了 5 个 CERSI，到 2020 年 5 月，乔治城大学 CERSI 项目已经停止，目前只有 4 个 CERSI 处于活跃状态。

为了进一步加强医药技术产品的性能评价和监管，研究制定医药创新产品的审评规则，构建审批手续的快捷通道，加快新药上市、促进创新产品临床应用，加强产品上市后不良反应的监测能力等，2011年，NCTR牵头组建GCRSR，包括了来自美国、欧盟、中国、加拿大、日本、澳大利亚、新加坡、巴西、阿根廷、新西兰等16个国家监管部门的研究机构和研究实验室。自2011年起每年一次定期组织召开监管科学全球峰会（Global Summit on Regulatory Science，GSRS），邀请全球药品监管部门的研究机构和实验室通过大会学术交流来分享药品监管的经验，药品监管科学的新技术和方法，提高与加强健康产品的监管科学研究，促进基础科学向监管应用的转化，支持监管决策。2013年9月，在第三届监管科学全球峰会上，美国FDA的Margaret Hamburg局长指出："监管科学非常重要。对我们大家而言，肯定是重中之重。监管科学可以加速创新，改善监管决策，加强我们为需求人群提供安全有效产品的能力。然而，对很多人而言，这都是一个未被充分理解或者未被加以重视的概念""监管科学将美国FDA工作核心的几个原则汇聚到一起""美国FDA从成立伊始，驱动力之一就是懂得'科学'必须成为我们工作的标杆，这就是我们为促成保护公众健康这一使命所做的决策都是基于最可用的科学"。

2020年，美国国家教育统计中心（National Center for Education Statistics，NCES）发布的第六版《学科专业目录》（*Classification of Instructional Programs*，CIP），正式增加了"监管科学"专业条目，标志着监管科学作为一门新兴专业学科，得到了学界的认可。

（三）欧盟药品监管科学发展

欧洲药品评价管理局（European Medicines Evaluation Agency，EMEA）成立于1995年1月，是对药品上市许可进行科学评估的机构，最终由欧盟委员会（European Commission，EC）作出批准上市的决定。2004年，在保持EMEA标识和基本职能不变的前提下，更名为欧洲药品管理局（European Medicines Agency，EMA）。起初，集中审评程序的范围主要集中在创新和技术先进的药物上，目前已经成为与成员国药品监管机构和欧洲机构合作的保护及促进公共健康的联合机构。

EMA的机构可分为内部机构和外部机构。内部机构由全职人员构成。外部机构指科学委员会、工作组、咨询小组、专家组等，由 4500 余名成员国提供的欧洲科学家组成的专家网络。EMA 成立 7 个科学委员会，分别是人用药品委员会（CHMP）、药物警戒风险评估委员会（PRAC）、兽用药品委员会（CVMP）、孤儿药委员会（COMP）、草药委员会（HMPC）、先进疗法委员会（CAT）、儿科委员会（PDCO）。科学委员会出台相关指南，向企业提供科学建议，对企业加强监督指导，帮助其完善新药的上市申请。

成员国为医药产品的审评及监管所提供的高质量科学资源是 EMA 运行的一个重要因素。自 1995 年成立以来，EMA（EMEA）分别在 2004 年、2009 年以及 2013 经历了三次重要内部结构调整。其中，随着 2013 年英国脱欧的开始，预期于 2014 年完成的第三次机构改革，一直持续到 2019 年，目的在于持续优化内部组织机构。

EMA 认为，在未来几年，欧盟在政策上、制度上、立法上以及科学上的发展将会对药品监管环境带来极大挑战，EMA 需要通过对药品监管体系进行审视和完善，建立全新的卓越网络工作模式，以确保 EMA 有能力应对未来几年中出现的各种挑战。EMA 认为网络工作模式的有效性水平更取决于网络工作模式中最为薄弱的环节，努力加强 EU 层面的协调可集中消除薄弱环节加强优势环节。

为了在欧盟层面上打造一个卓越的网络工作模式，EMA 分两个阶段建立卓越工作模式：①重点关注进一步加强全面的药品质量体系建设，即在 EU 层面上，提高高质量科学专业知识的可获得性：通过整合 EU 内的药品监管领域内的专家，建立广泛的、时时更新的、覆盖药品监管的各个方面的科学专家团队目录，识别欧盟层面上专业知识缺失或不足的领域，充分规划 EMA 的工作量和资源，加强 EMA 自身能力发展，建立健全的质量保证体系以实现欧盟层面的持续的质量改善：建立 EU 标杆系统（EU benchmarking system），加强现有的同业评价系统，以提高药品科学审评的质量，以及监管与科学的一致性，尤其是提高药品审评质量，促进 EMA 机构自身的持续完善。②第二阶段则是将该系统进一步演化成逐步发展的评价中心和专业化中心（centres of assessment/specialised centres），对欧盟监管系统的组织机构进行重新设计。

在应对新技术以及新治疗方法带来的挑战上，例如细胞治疗和基因治疗、异种器官移植、纳米技术、反义分子、组织工程学、药物基因组学等，EMA

在其内部建立了几个 CHMP 工作组（Ad hoc groups）以及其他部门下的工作组。EMA 还在内部创建了 EMA 创新工作小组（Innovation Task Force，ITF），ITF 重点关注 EMA 在技术要求和审评上没有建立审评经验，并且技术和法律方面都需要阐明的创新药，为创新药研究者提供科学咨询。另外，为更好应对新技术带来的挑战，EMA 将通过与科学委员会合作研究"新技术战略计划"（Strategic Plan for New Technologies）进一步扩展其科学能力，以持续跟进新技术，并最终促进指南文件的制定或修订，促进基于该新技术的新疗法的研发。

2020 年 3 月，EMA 发布《监管科学 2025 战略》，旨在建立一个更具适应性的监管体系，鼓励药物创新。该战略认为："监管科学"是指应用于药品质量、安全和疗效评估的一系列科学学科，并在药品的整个生命周期内为监管决策提供信息。它包括基础科学、应用生物医学和社会科学，并有助于制定监管标准和工具。监管者需要有最佳的工具跟上科技进步的步伐，并确保对突破性的、更复杂的疗法进行合理的评估。该战略指出监管科学发展的五个主要目标：促进科学与技术在药品研制中的融合；推动协同证据生成，提高评价的科学性；与医疗保健系统合作，促进以患者为中心的药品可及性；应对新出现的健康威胁；支持和利用监管科学的研究和创新。EMA 局长 Guido Rasi 坚信：这一战略将使 EMA 在新药研发领域占据领导地位，查找发现科学与健康医疗系统之间的空白，并团结众多利益相关者力量填补该空白。

（四）日本药品监管科学发展

日本国立卫生研究所的内山美树博士（Mitsuru Uchiyama）于 1987 年提出"监管科学"相关内容，后于 1995 年用英文在《药物技术》阐述监管科学的概念。内山美树博士认为，监管科学是以促进公众健康为目标，优化科学技术发展的科学，其存在的意义不仅要服务监管，更要助力产业发展，客观中立的、接受公众监督的规则制定必须通过行业、学者和监管人员共同协作完成。

日本医药品医疗器械综合机构（Pharmaceuticals and Medical Devices Agency，PMDA）是日本的药品医疗器械审评机构。PMDA 认为，监管科学是其一切监管活动的基础。PMDA 所有的科学活动必须基于清晰的证据、结合最新的科学发现，以做出准确的预测、评估和判断。

2011 年 8 月，日本通过《基本科学技术计划》，认为监管科学是基于证据精准预测评估和判断，以最优方式将科技成果用于社会和人类需求。该文件确定了 PMDA 开展基本研究的政策，确保 PMDA 推进监管科学研究的准确性、公平性和透明性。2012 年 5 月，PMDA 成立科学委员会，作为一个高端咨询机构研究讨论药品医疗器械审查的科学问题。委员会成员帮助 PMDA 共同探讨工作中遇到的实际科学问题，以合适的方式运用先进的学科交叉和融合性科学技术提升药品医疗器械监管水平，推进监管科学发展。2014 年 5 月，日本发布《促进保健和医疗战略法》。该法第 13 条第 2 款规定："当通过医学研究和开发获得的产品应用于实际用途时，监管科学有助于根据科学发现对产品的质量、疗效和安全性作出适当和及时的预测、评估和判断"。

监管科学在 21 世纪迅猛发展，各国药品监管机构热衷于监管科学的探索，中国药品监管科学刚刚起步，研究和应用仍在逐步发展和演进当中。

参考文献

［1］徐景和 . 新体制　新要求　新挑战——药品科学监管服务公众健康［J］. 中国食品药品监管，2019（11）：4-7.

［2］邵明立 . 中国药品监管科学研究框架之思考［J］. 中国食品药品监管，2019（12）：4-9.

［3］杨悦 . 走向制药强国监管科学体系待完善［N］. 健康报，2020-07-31（006）.

［4］李安渝，童晓渝，敖强 . 筑牢医疗器械监管科学理论根基［N］. 中国医药报，2020-05-20（001）.

［5］蒋海洪 . 监管科学为医疗器械创新提供新动能［N］. 中国医药报，2020-01-21（001）.

［6］孙磊，蓝翁驰，范睿 . 深化医疗器械审评制度改革，努力提高审评质量和效率［J］. 中国食品药品监管，2019（11）：73-76.

［7］刘昌孝 . 国际药品监管科学发展概况［J］. 药物评价研究，2017，40（8）：1029-1043.

［8］毛振宾，张雅娟，林尚雄 . 中国特色监管科学的理论创新与学科构建［J］. 中国食品药品监管，2020（9）：4-15.

［9］RSI. Regulatory Science Manual. ［EB/OL］. ［2019-03-28］，http：//nars.org/regulatory-science-manuals/.

［10］刘昌孝 . 国际药品监管科学发展概况［J］. 药物评价研究，2017，40（8）：1029-1043.

［11］Weinberg AM. Science and trans-science［J］. Science,1972,177（4045）：211-212.

［12］Moghissi A A, Straja Sorin R,Love Betty R, et al. Innovation in Regulatory Science：Evolution of a new scientific discipline［J］. Technol Inn, 2014, 16（2）: 155-165.

［13］刘昌孝. 药品监管科学发展十年（2010—2020）回顾［J］. 药物评价研究, 2020, 43（7）: 1197-1206.

［14］国家药监局启动中国药品监管科学行动计划［J］. 中国化妆品, 2019（6）: 11.

［15］毛振宾, 张雷. 国外药品监管科学技术支撑体系研究及思考［J］. 中国药事, 2020, 34（9）: 993-1000.

第二章
药品监管科学

第一节　概述

一、药品分类与监管科学

根据《药品管理法》，药品是指用于预防、治疗、诊断人的疾病，有目的地调节人的生理机能并规定有适应症或者功能主治、用法和用量的物质，大类划分为中药、化学药和生物制品等。

在药品审评方面，药品根据产品本身的创新性和临床优势、临床价值的程度划分注册分类，总体上分为创新药、改良型新药、仿制药三个大的类别。创新药要求完整的安全性、有效性证据；改良型新药需要证明与原研药（参比制剂）相比的临床优势；仿制药则要证明与原研药（参比制剂）相比的质量和疗效一致性。

依据《药品管理法》和国务院相关文件，《药品注册管理办法》重新划定中药注册分类，按照中药创新药、中药改良型新药、古代经典名方中药复方制剂、同名同方药等进行分类。2020年9月，国家药品监督管理局发布《药品注册管理办法》配套文件《中药注册分类及申报资料要求》，中药注册按照中药创新药、中药改良型新药、古代经典名方中药复方制剂、同名同方药等进行分类，前三类均属于中药新药。

中医药学是一门特殊的科学，植根于中国传统文化，保留着特有的文化印记，既有自然属性，又有社会属性，其理论体系与诊疗方法均不同于现代医学。中西医学范式的不同直接决定对二者的评价方式也应不同。但目前的中药技术评价体系仍以西医西药为主导，未充分体现中医药的特点。

药品审评审批制度改革建立了以临床价值为导向的注册分类和加速审评程序机制，将有限的审评资源用于最有临床价值的药物研发和审评领域。2015年，针对药品注册申请资料质量不高，仿制药重复申报恶性竞争，部分仿制药质量与国际先进水平存在较大差距，临床急需新药的上市审批时间过长等问题，国务院发布《关于改革药品医疗器械审评审批制度的意见》（国发〔2015〕44号），鼓励以临床价值为导向的药物创新，优化创新药的审评审批程序。对创新药实行特殊审评审批制度，加快审评审批防治艾滋病、恶性肿瘤、重大传染病、罕见病等疾病的创新药，列入国家科技重大专项和国家重点研发计划的药品，转移到境内生产的创新药和儿童用药，以及使用先进制剂技术、创新治疗手段、具有明显治疗优势的创新药，加快临床急需新药的审评审批。该意见将新药的定义由"未曾在中国境内上市销售的药品"调整为"未在中国境内外上市销售的药品"。

《关于深化审评审批制度改革鼓励药品医疗器械创新的意见》明确提出，支持中药传承和创新。建立完善符合中药特点的注册管理制度和技术评价体系，处理好保持中药传统优势与现代药品研发要求的关系。中药创新药，应突出疗效新的特点；中药改良型新药，应体现临床应用优势；经典名方类中药，按照简化标准审评审批；天然药物，按照现代医学标准审评审批。提高中药临床研究能力，中药注册申请需提交上市价值和资源评估材料，突出以临床价值为导向，促进资源可持续利用。鼓励运用现代科学技术研究开发传统中成药，鼓励发挥中药传统剂型优势研制中药新药，加强中药质量控制。

药品监管分类的变化以及药品审评程序的优化蕴含着大量的监管科学思维。监管科学主要是基于风险对药品的监管类别进行划分，并建立不同的监管思维，其核心是比较的逻辑。

二、药品监管概述

（一）临床试验实行默示许可制

临床试验管理实行 60 日默示许可制。《药品管理法》第十九条规定，开展药物临床试验，应当按照国务院药品监督管理部门的规定如实报送研制方法、质量指标、药理及毒理试验结果等有关数据、资料和样品，经国务院药品监督管理部门批准。国务院药品监督管理部门应当自受理临床试验申请之日起六十日内决定是否同意并通知临床试验申办者，逾期未通知的，视为同意。

在药品审评审批制度改革开始之前，创新药临床试验和生物等效性研究均实行审批制，审评时间较长，临床试验技术审评与伦理审查先后进行，创新药上市缓慢。创新药临床试验技术审评时间长达 145 日，伦理审评在技术审评之后，平均需要 1~2 个月时间。创新药在中国上市，往往滞后欧美国家 2 年或者更长的时间，对于许多临床急需新药的疾病和患有严重疾病的患者来说，可能丧失了治疗时机。

《药品注册管理办法》进一步明确首次临床试验审评实行默示许可制。第二十三条规定，申请人完成相关研究后，提出药物临床试验申请并被受理后，药品审评中心应当组织药学、医学和其他技术人员对已受理的药物临床试验申请进行审评。对药物临床试验申请应当自受理之日起六十日内决定是否同意开展，并通过药品审评中心网站通知申请人审批结果；逾期未通知的，视为同意，申请人可以按照提交的方案开展药物临床试验。

临床试验审评与伦理审查不再要求先后进行，进一步加快临床试验启动的时间。《药品注册管理办法》第二十五条规定，开展药物临床试验，应当经伦理委员会审查同意。药物临床试验用药品的管理应当符合药物临床试验质量管理规范的有关要求。

首次临床试验审评后续分期临床试验仅需伦理审查。2015 年 11 月 11 日，《国家食品药品监督管理总局关于药品注册审评审批若干政策的公告》（2015年第 230 号）规定，对新药临床试验申请，实行一次性批准，不再采取分期申报、分期审评审批的方式。《药品注册管理办法》第二十六条规定，获准开展药物临床试验的，申办者在开展后续分期药物临床试验前，应当制定相应的药物临床试验方案，经伦理委员会审查同意后开展，并在药品审评中心网站提交相应的药物临床试验方案和支持性资料。

（二）生物等效性试验实行备案管理

生物等效性备案改革是药品审评审批改革的重要内容之一。根据《国务院关于改革药品医疗器械审评审批制度的意见》（国发〔2015〕44 号）、《国家食品药品监督管理总局关于药品注册审评审批若干政策的公告》（2015 年第 230号）等要求，自 2015 年 12 月 1 日起，化学药生物等效性（BE）试验由审批制改为备案管理制。

《药品管理法》规定临床试验中，需要开展生物等效性试验的，报国务院药品监督管理部门备案。按照《药品注册管理办法》和《国家药监局关于发布化学药品注册分类及申报资料要求的通告》（2020 年第 44 号）的要求，属于化学药品注册分类 3、注册分类 4 和 5.2 类的口服固体制剂为证明与参比制剂质量和疗效一致，可以进行生物等效性研究。

临床试验机构实行备案管理有助于鼓励经评估符合条件的更多医疗机构参与药物临床试验，有利于释放临床资源，增加临床试验机构数量，更好地满足药物临床试验需求，对鼓励药物创新、促进药品产业健康发展具有重要意义。

（三）明确标准审评程序和技术要求、审评时限

明确标准上市申请路径。《药品管理法》第二十四条规定，在中国境内上市的药品，应当经国务院药品监督管理部门批准，取得药品注册证书；但是，未实施审批管理的中药材和中药饮片除外。实施审批管理的中药材、中药饮片品种目录由国务院药品监督管理部门会同国务院中医药主管部门制定。申请药品注册，应当提供真实、充分、可靠的数据、资料和样品，证明药品的安全性、有效性和质量可控性。第二十五条规定，对申请注册的药品，国务院药品监督管理部门应当组织药学、医学和其他技术人员进行审评，对药品的安全性、有效性和质量可控性以及申请人的质量管理、风险防控和责任赔偿等能力进行审查；符合条件的，颁发药品注册证书。第三十四条规定标准审评路径，申请人在完成支持药品上市注册的药学、药理毒理学和药物临床试验等研究，确定质量标准，完成商业规模生产工艺验证，并做好接受药品注册核查检验的准备后，提出药品上市许可申请，按照申报资料要求提交相关研究资料。经对申报资料进行形式审查，符合要求的，予以受理。

《药品注册管理办法》规定，药品上市许可申请审评时限为二百日，其中优先审评审批程序的审评时限为一百三十日，临床急需境外已上市罕见病用药优先审评审批程序的审评时限为七十日；审批类变更的补充申请审评时限为六十日，补充申请合并申报事项的，审评时限为八十日，其中涉及需要开展临床试验研究数据审查、药品注册核查检验的审评时限为二百日；药品通用名称核准时限为三十日。

（四）建立豁免临床试验，直接提交上市许可申请路径

仿制药等部分药品经申请人评估，可以直接申请上市。《药品注册管理办法》第三十五条规定，仿制药、按照药品管理的体外诊断试剂以及其他符合条件的情形，经申请人评估，认为无需或者不能开展药物临床试验，符合豁免药

物临床试验条件的，申请人可以直接提出药品上市许可申请。豁免药物临床试验的技术指导原则和有关具体要求，由药品审评中心制定公布。仿制药应当与参比制剂质量和疗效一致。申请人应当参照相关技术指导原则选择合理的参比制剂。

以境外已上市药品在境内上市或仿制为例，境外已上市药品尽快在我国上市是解决我国患者对临床迫切需求领域药品的可获得性和可及性的重要手段。为加快此类药品研发上市进程，加强科学监管，2020 年 10 月 12 日，国家药品监督管理局药品审评中心（以下简称药审中心）发布《境外已上市境内未上市药品临床技术要求》（以下简称《要求》），自发布之日起施行。该文件适用于境外已上市境内未上市的药品，包括境外已上市的原研化学药品和治疗用生物制品，以及境内外化学药品仿制药。开辟豁免临床试验，直接申报上市注册路径。

豁免部分临床试验要求，有利于进一步推进基于产品风险的临床评价方式，优化临床试验和审评审批资源，把宝贵的资源投入到临床急需和创新药上去，促进安全有效、风险可控的药品尽快上市，满足人民群众不断提高的用药需求。

（五）严格药品上市后监管要求

《药品管理法》第十二条第二款规定国家建立药物警戒制度，对药品不良反应及其他与用药有关的有害反应进行监测、识别、评估和控制。药物警戒制度由临床试验阶段和药品上市后不良反应监测制度构成，是一项贯穿药品全生命周期的制度。在我国进入创新药全球同步研发、同步上市的崭新历史阶段后，药物警戒制度必须配套跟进，以便有效控制风险。

药物警戒的对象不仅仅是药品不良反应，还包括其他与用药有关的有害反应，例如用药差错、质量问题等。药物警戒活动的终极目标是支持监管决策，保证患者用药安全，主要聚焦在两个关注点：一是不良反应（事件）发生率，二是基于比较的风险变化。在药物临床试验阶段进行监测可以获得受控条件下的不良反应发生率，在上市后阶段利用药品不良反应报告数结合药品使用数据可以获得真实情况下的不良反应发生率，也可以通过药品上市后研究获得不良反应发生率。通常情况下，单纯以获得某种药品不良反应发生率为目的的研究并不能判断药品风险高低，通常要基于历史比较和同类药物不良反应横向比较数据来判断药品风险的高低，即基于比较性的不良反应发生率数据来评价药品风险。单个药品与自身基线水平数据和同类药品数据的风险比较，可能发现风险变化，并意味着出现新的潜在的风险，高于基线水平或者高于同类药品的风险是监管机构的风险控制关注重点。药物警戒核心逻辑即监测不良事件、识别风险信号、评估风险获益和控制不合理的危险。

（六）完善药品检验制度，建立职业化专业化检查员制度

《药品管理法》规定，药品监督管理部门应当依照法律、法规的规定对药品研制、生产、经营和药品使用单位使用药品等活动进行监督检查，必要时可以对为药品研制、生产、经营、使用提供产品或者服务的单位和个人进行延伸检查，有关单位和个人应当予以配合，不得拒绝和隐瞒。药品监督管理部门应当对高风险的药品实施重点监督检查。对有证据证明可能存在安全隐患的，药品监督管理部门根据监督检查情况，应当采取告诫、约谈、限期整改以及暂停生产、销售、使用、进口等措施，并及时公布检查处理结果。药品监督管理部门进行监督检查时，应当出示证明文件，对监督检查中知悉的商业秘密应当保密。另外还规定，应建立职业化、专业化药品检查员队伍。检查员应当熟悉药品法律法规，具备药品专业知识。

三、药品监管面临的挑战

（一）科技驱动

当今时代，监管机构面临的挑战主要来自于精准医学治疗、诊断技术以及先进生产技术、信息技术等方面的挑战。系统生物学、无线医疗器械、纳米技术、医学成像、机器人、细胞和组织产品、再生医学以及组合产品等新兴科技领域以惊人的速度发展，挑战药品监管机构的审评、监测、检验和检查能力。

以组学为基础的新型诊断检测技术把人类的疾病重新进行了定义，建立了以分子表型、基因型、生物标志物为核心的新型疾病分类，新型靶向药物和疗法的研发随之蓬勃发展，基因测序、生物芯片、分子影像、介入等新兴诊断技术以及大数据分析技术使药物与疾病精准诊断紧密结合，药物研发模式发生了

前所未有的新变化。

分子和纳米科学检测技术应用与药品和器械等领域，监管机构必须广泛涉猎从分子生物学到核物理和工程学等一系列必要的学科专业知识，这种挑战前所未有。

信息技术和大数据 AI 技术的发展，改变了产品的形式，以智能化形式融入药械等产品当中，也改变了传统的药品监管数据获取和评价模式，药品监管必须要适应这些新挑战。

（二）产业推动

没有强大的监管机构就没有强大的产业，医药产业被认为是最直接的民生产业，更是创新性经济的集大成者。

推动医药产业创新升级，国务院部署了多项举措。包括瞄准群众急需，加强研发创新；健全安全性评价和产品溯源体系；结合医疗、医保、医药联动改革，加快临床急需药物和医疗器械产品审评审批；建设遍及城乡的现代医药流通网络等具体实施方案。其中"结合医疗、医保、医药联动改革，加快临床急需药物和医疗器械产品审评审批"，直接对应医药产业的要素提升。通过措施的落地，将解决某些病患用药的燃眉之急。

为更好的服务惠民，一方面，是制定结合医疗、医保、医药联动改革，加快临床急需药物和医疗器械产品审评审批等政策，另一方面，在于加强原研药、首仿药、中药、新型制剂、高端医疗器械等研发创新，加快肿瘤、糖尿病、心脑血管疾病等多发病和罕见病重大药物产业化，以及支持已获得专利的国产原研药和品牌仿制药开展国际注册认证。

医药产业，属于前期投入巨大、后期回报绵长的产业领域。医药产业的目标是创新和产业升级高质量方法，药品监管政策上应当积极鼓励创新，双方在要素流动和资源配置上形成战略对接，建立医药产业创新升级的"双轮驱动"。

第二节 中医药监管科学

中医药是中华民族的伟大创造，凝聚着中国人民几千年的哲学智慧、健康养生理念及其实践经验，是中华文明的瑰宝。党中央国务院高度重视中医药发展，强调要遵循中医药发展规律，传承精华，守正创新，加快推进中医药现代化、产业化，坚持中西医并重，推动中医药和西医药相互补充、协调发展，推动中医药事业和产业高质量发展，推动中医药走向世界，充分发挥中医药防病治病的独特优势和作用，为建设健康中国、实现中华民族伟大复兴的中国梦贡献力量。2020 年新冠肺炎疫情暴发，中医药在此次疫情的预防及患者的治疗（含轻型、普通型、重型和危重型患者的治疗）和恢复中发挥显著优势，多种有效方药和中成药得到了广泛应用。同年的两会政府工作报告中提出要"促进中医药振兴发展"，2021 年的两会政府工作报告中再次提出要"坚持中西医并重，实施中医药振兴发展重大工程。"均强调了中医药之于民生的重要地位，并为中医药工作指明了方向。如何更好地发挥中医药疗效优势，推动中医药现代化进程是每个中医药人的历史使命和责任担当。

中医药不仅是我国的瑰宝，更是全人类的财富。青蒿素就是传统中医药献给世界的一份礼物。在诺贝尔奖得主屠呦呦发现青蒿素的曲折历程中可以清晰地看到，青蒿素的提取方法是受到东晋葛洪《肘后备急方》中"青蒿一握，以水二升渍，绞取汁，尽服之"的启发，使得考虑青蒿有效成分可能在亲脂部分，进而改用乙醚提取，成为整个青蒿素研发过程中最为关键的一步，而此医籍短短一句话则是中医对青蒿截疟的深刻认识。彼时，美国投入大量人力、物力研究疟疾，其中华尔特·里德陆军研究所（Walter Reed Army Institute of Research）筛选了 20 多万种化合物，却没有找到有效的药物。现在青蒿素已在全球拯救了数以百万人的生命，让世界重新认识到传统中医药的巨大价值。

中医药的疗效及推广应用引起了世界的广泛关注。"阴阳五行，天人合一"理念是中医药的特色之一。以阴阳学说为例，《素问·阴阳应象大论》给出的关于阴阳的概念为"阴阳者，天地之道也，万物之纲纪，变化之父母，生杀之本始，神明之府也，治病必求于本。"现代科学家也围绕阴阳学说展开了广泛的研究。1986 年，美国 Marx JL 在 *Science* 杂志上发表"细胞生长调控的阴和阳"（*The Yin and Yang of Cell Growth Control*）的论文，这是阴阳学说首次在世界顶级科学刊物上被得到认可。2005 年 4 月，*Science* 杂志免疫分册为了更明确地表达调节性胸腺依赖性淋巴细胞（Treg）在维持机体免疫平衡方面发挥的重要作用，在该期的封面绘制了太极阴阳图，象征着两种对立的力量之间的平衡和谐。2013 年 1 月，*Science* 杂志的封面也以"炎症的阴阳"太极为背景，来说明巨噬细胞在炎症中的调节作用。*Science*、*Nature* 等 CNS 杂志越来越多出现了中医药相关的研究。

与此同时，我国药品监管事业在不断发展壮大，药品监管制度也在持续深化改革中，2015 年，国务院印发《关于改革药品医疗器械审评审批制度的意见》（国发〔2015〕44 号，以下简称 44 号文件）；2017 年，中办国办印发《关于深化审评审批制度改革鼓励药品医疗器械创新的意见》（厅字〔2017〕42 号，以下简称 42 号文件），极大地推动了药品医疗器械审评审批制度改革。中药监管作为我国药品监管领域的重要方面，又有其特殊性；42 号文件中专门提出"支持中药传承和创新"，中医药也必将在我国医疗体系中发挥出其强大优势。2019 年 4 月，国家药监局启动"中国药品监管科学行动计划"，同年 7 月，国家药品监督管理局与中国中医科学院、北京中医药大学签署中药监管科学研究合作协议，成立中药监管科学研究中心（研究院），标志着全新的中药监管科学探索的开始。44 号文件及 42 号文件的深入贯彻落实，以及新修订《药品管理法》和新《药品注册管理办法》的颁布实施为中药监管科学指明了发展方向。

一、中药监管科学概述

（一）中药监管科学的定义

中药是指在我国中医药理论指导下使用的药用物质及其制剂。传统的中药包括中药材、中药饮片和中成药，广义的中药还应包括中药配方颗粒、医疗机构中药制剂和经典名方。中药监管科学是一门遵循中医药发展规律，运用多学科交叉融合创新实践、研发、预测、评价、择优和检定中药安全性、有效性和质量可控性的新标准、新工具、新方法和新技术，让监管体系和监管路径获得充分信息，从而实现以科学为基础做出中药监管决策的一门新兴科学，具有应用性、综合性、决策性、前瞻性、主动性等监管科学的共性特点。中药监管科学研究是我国药监部门对中医药创新发展提出的重大举措，它的目标是构建领跑世界的中医药特色监管科学体系。

（二）传统中医药的监管思想沿革

传统中医药文献中虽未提出监管的概念，但其监管思想内涵在传统中药本草已多有记载，不乏用药监管的实践与理论指导，涵盖了中药监管的各个环节，包括中药质量控制、毒性分级思想、配伍禁忌思想、饮食禁忌思想、剂量与疗程的控制、适地适时采收思想、合理贮藏警戒思想等。

1. 古代传统监管意识萌芽时期

《周易》是一部囊括了自然哲学与伦理实践根源的经典，且蕴含着丰富的管理思想体系，如在管理主体上强调"以人为本"，在管理方法上重视变通及创新进取，最终达到社会内部的整体和谐，对监管科学具有重要的参考意义。

伴随着城市及国家的出现，医疗活动规模逐步扩大，很多药物监管的思想逐渐被提出。秦汉时期的药品标准化活动为我国药品标准制度的产生奠定雏形，开始形成初步的药品标准监管。成书于东汉时期的《神农本草经》是这一时期最具代表性的中药学著作，由秦汉时期众多医学家总结整理，是对当时中医药成果的一次系统性总结，其按照"有毒""无毒"标准创设的三品分类法，初步体现了人们对中药安全性、有效性评估的朴素思想，由此出现了监管科学思想的萌芽。

魏晋南北朝时期进行了度量衡标准的统一，医药的权衡度量由此有了标准，在当时也方便了处方和售药。梁代陶弘景的《本草经集注》的问世，极大促进了药品标准化的发展，更有开设的从事药事管理活动的机构，使监管思想萌芽并茁壮成长。

2. 古代传统监管思想形成时期

唐朝时期的监管思想进入了一个全新的阶段，这一时期经济文化呈现一片欣欣向荣之景。《千金翼方》对药材的产地进行定位，强调各药由各道、州所产，其余州上生产的则不能调配入药，重视药材的道地性，形成药材品质监管的重要保障。这一时期唐政府也积极开设药监、药丞等职位进行药品的专项工作。公元 659 年颁布的《新修本草》作为我国第一部官修本草，是中药发展史上的一次大总结，蕴含着丰富的药物质量控制、药材真伪鉴别、道地药材监管、采收加工监管等思想，是世界第一部国家药典。《新修本草》作为临床用药的法律和学术依据，对世界药学的发展做出了巨大贡献，标志着传统中医药监管思想的正式诞生。

3. 古代传统监管体系发展时期

宋朝时期，政府注重中医药事业的发展，专门成立官办药事管理机构——太平惠民和剂局。太平惠民和剂局是中国医学史上由国家经营的工商联合企业，同时又兼具药政管理的职能，对药品生产、购销行为进行监管，对医疗和药事监管水平有积极的推动作用。宋代官方颁布的《太平惠民和剂局方》是我国历史上第一部由政府组织编制的成药典，为我国第一部中药成方制剂规范，对功能主治、药物组成、使用剂量、炮制要求、生产工艺、用法用量、禁忌等有详细的记载。《太平惠民和剂局方》统一了中成药的生产操作过程，由国家颁布，是国家对成药生产的重要监管工具，建立起监管思想框架体系。

金元明清时期，监管思想取得进一步发展。配伍禁忌"十八反""十九畏"被明确提出。如金代张从正《儒门事亲》中载十八反歌诀，云："本草明言十八反，半蒌贝蔹及攻乌，藻戟遂芫俱战草，诸参辛芍叛藜芦。"又如李杲《珍珠囊补遗药性赋》中首载十九畏歌诀，云："硫黄原是火中精，朴硝一见便相争；水银莫与砒霜见，狼毒最怕密陀僧；巴豆性烈最为上，偏与牵牛不顺情；丁香莫与郁金见，牙硝难和荆三棱；川乌草乌不顺犀，人参最怕五灵脂；官桂善能调冷气，若逢石脂便相欺。"同时金元时期进一步深化在药物配伍关系上药物剂量的认识，重视发病季节以及地域因素对药物使用剂量的影响。金元时期是剂型发展的继承时期，沿袭宋制同时，注重工艺流程的标准化与量化，注意规定赋形剂的重量、每丸的重量及每丸中药物的含量，明确每服丸数；注重药物包装与贮存等。这一时期国家还颁布了禁卖毒药、猛烈药和堕胎药的政令，为药品监管提供了有力的工具。

明清时期，政府的药事机构进一步健全，从中央到地方均有各类人员管理药物。明代李时珍的《本草纲目》提出了当时最先进的药物分类标准，被公认为当时鉴别中药材真伪优劣的重要事实标准，对今天的药品监管科学发展仍有巨大的实用价值。明代唯一的官修本草《本草品汇精要》为历史上第一次在本草中明确设立专目、专门收录炮制内容的典籍，收集1815种药物，约含50种炮制方法，对中药的炮制提出了新观点和新见解，进一步发展和丰富了明清时期的中药监管思想。清代对药物的安全监管认识更加细化，如汪昂《本草易读》突破前世本草四级分类法，将有毒药物分为大毒、毒、小毒、微毒和微有小毒五个等级，对药物毒性的认识更加深刻。《本草害利》云："凡药有利必有害，但知其利，不知其害，如冲锋于前，不顾其后也。"《本草害利》在各论阐述每一味药物性能主治特点时，均先言其害，后言其利。且书中所云每味药之"害"不仅涉及药物自身毒性，还包括配伍禁忌、妊娠禁忌、服药食忌、证候禁忌等多方面。

4. 近现代中药监管体系发展时期

新中国成立以后，中医药事业得到了党和政府的支持，中医药从濒临灭亡的境地中得以拯救，但是却又面临着被改造的危险。十一届三中全会以后，在党的"百花齐放，百家争鸣"学术方针指导下，以 1980 年 3 月召开的全国中医和中西医结合会议召开为标志，中医药事业在经历了百年风雨沧桑之后，终于得以按照自身的规律开始发展迈出了探索的步伐。

1982 年 12 月 4 日，第五届全国人民代表大会第五次会议通过的《中华人民共和国宪法》第 1 章《总纲》第 21 条规定："国家发展医药卫生事业，发展现代医药和我国传统医药。"这是我国首次在宪法中明确传统医药的法律地位，对于中医药的发展具有深远的影响，为中医事业的发展提供了最高的法律保障，同时为中医药走向法制化、正规化奠定了基础。此后，《药品管理法》《中药品种保护条例》《野生药材资源保护管理条例》等与中医药有关的法律及法规相继颁布。此外，地方中医药法制建设也蓬勃发展，全国已有地方各省相继出台中医药地方性法规。1988 年 5 月，国务院常务会议决定把中药管理职能由国家医药管理局划归国家中医药管理局，并在国家中医管理局的基础上，又成立了国家中医药管理局，提出了"医药并重，医药结合，同步发展，共同振兴"的中医药发展战略，为中医中药的结合、实行统一管理提供了保障。2003 年 4 月，《中华人民共和国中医药条例》颁布，该条例作为我国第一部专门的中医药行政法规，基本宗旨是扶持中医药事业的发展，同时加强对中医药的规范化管理。

"十一五"期间，我国共发布 27 个中医药法律法规，国家标准从 6 个增加到 33 个，发布中医药地方性法规的省（区、市）达到 26 个，中医药监督工作得到加强。2009 年 4 月，国务院制订并发布了《关于扶持和促进中医药事业发展的若干意见》，全面系统地提出了中医药事业发展的目标任务。2016年12月，《中华人民共和国中医药法》发布。2017年6月，原国家食品药品监督管理总局成为国际人用药品注册技术协调会（ICH）第八个监管机构成员。2019年5月，第72届世界卫生大会审议通过的《国际疾病分类第十一次修订本（ICD-11）》，首次纳入起源于中医药的传统医学章节，这标志着世界卫生组织（WHO）对来源于中医药传统医学价值的认可，也侧面反映出我国拥有较完备的中药监管体系和较好的中药监管能力。

2015年的国务院44号文件中涉及中药监管特殊思路的为"提高中成药质量水平，积极推进中药注射剂安全性再评价工作""简化来源于古代经典名方的复方制剂的审批。"在2017年的42号文件提出"支持中药传承和创新"，具体为建立完善符合中药特点的注册管理制度和技术评价体系，处理好保持中药传统优势与现代药品研发要求的关系。

新颁布《药品管理法》增加"国家鼓励运用现代科学技术和传统中药研究方法开展中药科学技术研究和药物开发，建立和完善符合中药特点的技术评价体系，促进中药传承创新。"并且突出了道地中药材的价值，增加了"建立中药饮片追溯体系"，明确了对生产、销售不合格中药饮片行为的处罚及医疗机构制剂的相关规定等。

2020年颁布实施的《药品注册管理办法》重新进行中药注册分类。其中，中药创新药应突出疗效新的特点；中药改良型新药应体现临床应用优势；古代经典名方类中药复方制剂，按照简化标准审评审批；提高中药临床研究能力，中药注册申请需提交上市价值和资源评估材料，突出以临床价值为导向，促进资源可持续利用。鼓励运用现代科学技术研究开发传统中成药，鼓励发挥中药传统剂型优势研制中药新药，加强中药质量控制。

《药品注册管理办法》规定"国家药品监督管理局支持中药传承和创新，建立和完善符合中药特点的注册管理制度和技术评价体系，鼓励运用现代科学技术和传统研究方法研制中药，加强中药质量控制，提高中药临床试验水平。"

（三）中药监管分类

几千年来望闻问切、辨证施治的中医治疗使得中药的发展极具特色，从传统汤剂发展到现在以传统汤剂、中药配方颗粒、医疗机构中药制剂、中成药并存的中药发展模式，与此同时，中药的审评审批制度也在不断改革完善，以期更加符合中医药特点。目前，中药监管对象包括中药材、中药饮片、中药配方颗粒、医疗机构中药制剂和中成药，中成药的监管又包括口服中成药、中药注射剂和经典名方，详见表2-1。

表 2-1 中药监管分类的概念特点

序号	名称	概念	监管特点
1	中药材	在汉族传统医术指导下应用的原生药材	按照《中医药法》《药品管理法》管理
2	中药饮片	中药材经过按中医药理论、中药炮制方法，经过加工炮制后的，可直接用于中医临床的中药。2020年版《中国药典》中，中药饮片系指药材经过炮制后可直接用于中医临床或制剂生产使用的药品	按照《中医药法》《药品管理法》管理
3	中药配方颗粒	由单味中药饮片经水提、分离、浓缩、干燥、制粒而成的颗粒，在中医药理论指导下，按照中医临床处方调配后，供患者冲服使用	按照《关于结束中药配方颗粒试点工作的公告》管理 中药配方颗粒的质量监管纳入中药饮片管理范畴
4	医疗机构中药制剂	医疗机构根据本单位临床需要经批准而配制、自用的固定的中药处方制剂	按照《药品管理法》《医疗机构制剂注册管理办法》（试行）（局令第20号）管理
5	中成药	以中药材为原料，在中医理论指导下经制剂加工制成各种不同剂型以利于应用的中药制品。包括丸、散、膏、丹各种剂型	按照《药品管理法》《药品注册管理办法》《中药注册分类及申报资料要求》等管理

二、中药监管要求与挑战

（一）中药材、中药饮片监管要求与挑战

关于中药材、中药饮片的监管要求，2019年颁布的《药品管理法》有明确要求。规定了中药材培育、种植、采集、饲养和销售等相关内容。具体为：国家保护野生药材资源和中药品种，鼓励培育道地中药材；实施审批管理的

中药材、中药饮片品种目录由国务院药品监督管理部门会同国务院中医药主管部门制定；发运中药材应当有包装。在每件包装上，应当注明品名、产地、日期、供货单位，并附有质量合格的标志；城乡集市贸易市场可以出售中药材，国务院另有规定的除外；中药材种植、采集和饲养的管理，依照有关法律、法规的规定执行。同时对中药饮片的生产、销售及处罚等做出具体要求，其中第三十九条规定"中药饮片生产企业履行药品上市许可持有人的相关义务，对中药饮片生产、销售实行全过程管理，建立中药饮片追溯体系，保证中药饮片安全、有效、可追溯"。

中药材是中药的重要组成部分，更是中药饮片、中药配方颗粒、医疗机构中药制剂和中成药的生产源头。2019 年 12 月，《中共中央国务院关于促进中医药传承创新发展的意见》（以下简称《意见》）专门提出要加强中药材质量控制，具体内容为：强化中药材道地产区环境保护，修订中药材生产质量管理规范，推行中药材生态种植、野生抚育和仿生栽培。加强珍稀濒危野生药用动植物保护，支持珍稀濒危中药材替代品的研究和开发利用。严格农药、化肥、植物生长调节剂等使用管理，分区域、分品种完善中药材农药残留、重金属限量标准。制定中药材种子种苗管理办法，规划道地药材基地建设，引导资源要素向道地产区汇集，推进规模化、规范化种植。探索制定实施中药材生产质量管理规范的激励政策。倡导中医药企业自建或以订单形式联建稳定的中药材生产基地，评定一批国家、省级道地药材良种繁育和生态种植基地。健全中药材第三方质量检测体系。加强中药材交易市场监管。深入实施中药材产业扶贫行动。到 2022 年，基本建立道地药材生产技术标准体系、等级评价制度。《意见》同时提到，要健全中药饮片标准体系，制定实施全国中药饮片炮制规范。改善市场竞争环境，促进中药饮片优质优价。以上即为中药材、中药饮片面临的监管挑战。

（二）中药配方颗粒监管要求与挑战

中药配方颗粒在我国的试点工作源于 1993 年。经过 20 余年研究和 20 年试点生产、使用，中药配方颗粒在中医临床中供中医生和患者选择使用，发挥了一定的积极作用。2021 年 2 月，国家药监局等部门共同发布《关于结束中药配方颗粒试点工作的公告》（以下简称《公告》）。根据 2018 年机构改革的要求,《公告》强化了属地监管责任。中药配方颗粒品种实施备案管理,不实施批准文号管理,在上市前由生产企业报所在地省级药品监督管理部门备案。《公告》明确中药配方颗粒生产企业应当履行药品全生命周期的主体责任和相关义务,实施生产全过程管理,建立追溯体系,逐步实现来源可查、去向可追,加强风险管理。《公告》还对中药配方颗粒的药品标准提出明确要求。中药配方颗粒应当按照备案的生产工艺进行生产,并符合国家药品标准。国家药品标准没有规定的,应当符合省级药品监督管理部门制定的标准。允许省级药品监督管理部门自行制定标准。中药配方颗粒国家药品标准颁布实施后,省级药品监督管理部门制定的相应标准即行废止。

截至 2019 年底,国家药品监督管理局已经公示了 160 个品种的中药配方颗粒质量标准,即将转为中药配方颗粒国家标准,将为各生产企业配方颗粒的备案提供依据。但是 160 个品种之外的中药配方颗粒品种目前尚无国家标准,中药配方颗粒省级标准制定工作迫在眉睫。《公告》要求中药配方颗粒省级标准的制定应严格按照《中药配方颗粒质量控制与标准制定技术要求》执行。中药配方颗粒省级标准制定应重点关注以下几点:一是研究用样品的代表性;二是标准汤剂研究的标准性;三是工艺研究的合理性;四是质量标准研究的科学性、严谨性;五是质量标准复核的重要性。

(三)医疗机构中药制剂监管要求与挑战

医疗机构中药制剂监管按照 2005 年发布的《医疗机构制剂注册管理办法》(试行)执行。该试行办法明确规定了医疗机构制剂的申报与审批、调剂使用、补充申请与再注册和监督管理等。在监督管理部分,要求配制和使用制剂的医疗机构应当注意观察制剂不良反应,并按照国家药品监督管理局的有关规定报告和处理,另外,对撤销医疗机构制剂批准文号、医疗机构制剂的抽查检验和违反《药品管理法》相关规定的处罚做了明确规定。

医疗机构中药制剂对于满足群众的中医药服务需求、提高中医临床疗效、保持发挥中医药特色与优势、推动中医药的继承与创新具有重要意义。《国务院关于扶持和促进中医药事业发展的若干意见》(国发〔2009〕22 号)中指出,要"鼓励和支持医疗机构研制和应用特色中药制剂"。2010 年 8 月,卫生部、国家中医药管理局和国家食品药品监督管理局共同发布《关于加强医疗机构中药制剂管理的意见》，具体为：一是深刻认识发展医疗机构中药制剂的重要意义；二是发展医疗机构中药制剂的基本原则，包括重特色、讲实效、抓重点、重传承、寻规律和求发展；三是加强医疗机构中药制剂注册管理；四是完善医疗机构中药制剂的配制管理；五是加强医疗机构中药制剂的使用管理，为加强医疗机构中药制剂管理，促进医疗机构中药制剂发展起到积极推动作用。

（四）中成药监管要求与挑战

中药产业是我国的特色和优势领域，中药的监管也一直备受关注。自1985年原卫生部颁布《新药审批办法》首次将中药与化学药和生物制品同列为3大类新药管理，历经1999年《新药审批办法》和2002年、2005年、2007年三版《药品注册管理办法》，目前已施行2020年版《药品注册管理办法》。其中2007年版《药品注册管理办法》在规范中药注册行为，引导新药研发和行业发展发挥了重要作用。现行的《药品注册管理办法》认真贯彻落实了44号文件及42号文件精神，正式将中药注册分类改革为中药创新药、中药改良型新药、古代经典名方中药复方制剂、同名同方药等，并在整体框架上去掉了相关附件，辅以配套文件的形式陆续发布。在新修订的《药品注册管理办法》要求下，中药的监管也必然面临新的挑战。

1. 中成药审评要求与面临的挑战

近年来获批上市的中成药数量较少，成为制约中药产业发展的瓶颈。针对此情况，国家药监局颁布了一系列法规和技术要求来改善中成药新药研发现状。2020年9月，中药注册分类的配套文件《中药注册分类及申报资料要求》正式发布，其中，中药注册分类按照中药创新药、中药改良型新药、古代经典名方中药复方制剂、同名同方药等进行分类，并细化申报资料要求。

新注册分类充分体现了中药的研发规律，突出了中药特色，强调传承与创新并重。一是考虑到中药注册药品的产品特性、创新程度和审评管理需要，淡化原注册分类管理中"有效成分"和"有效部位"含量要求，不再仅以物质基础作为划分注册类别的依据，而是支持基于中医药理论和中医临床实践经验评价中药的有效性。二是坚持以临床价值为导向，改革、完善审评证据体系，强调整体观，彰显中医药特色，确保中药姓"中"。三是要求建立中药资源评估机制，强化中药研制全过程的质量控制。这就要求在具有人用经验的中药新药审评审批中，做好豁免非临床安全性研究及部分临床试验的管理机制建设。另外，在中药注册审评中，中医药理论、人用经验和临床试验三项内容的认定、标准及权重还有待于进一步研究，才能使"三结合"的中药注册审评证据体系真正落地。中药资源评估机制的优化完善、建立符合中医药特点的药性评价技术和方法研究等都是中药审评面临的挑战。2021年，国务院办公厅印发《关于加快中医药特色发展的若干政策措施》（国办发〔2021〕3号），要求加快推进中药审评审批机制改革，加强技术支撑能力建设，提升中药注册申请技术指导水平和注册服务能力；尊重中药研发规律，完善中药注册分类和申报要求。中药审评仍然面临较大挑战。

2. 中成药评价要求与面临的挑战

上市后药品不良反应监测和再评价是药品监管的重要内容之一。42号文件提出"建立上市许可持有人直接报告不良反应和不良事件制度"和"开展药品注射剂再评价"。随着中成药的广泛应用和药品不良反应监测工作的不断深入，中药引发的不良反应与安全性，尤其是中药注射剂因其安全性问题遭到医保受限、纳入多省市药品重点监控目录、中成药"限方"、修改说明书等多项限制，成为公众关心的焦点问题。早在2009年，国家食品药品监督管理局就通知在全国范围内开展中药注射剂安全性再评价工作，并印发《中药注射剂安全性再评价工作方案》。2015年，44号文件再次提出"提高中成药质量水平，积极推进中药注射剂安全性再评价工作"。2019年，《关于促进中医药传承创新发展的意见》也特别提到要"加强中药注射剂不良反应监测"。再者，药品不良反应监测结果显示一些不含已知毒性药材的中成药也有不良反应情况发生，这一现象应该引起重视，也是中药评价目前面临的挑战之一，应充分利用中医药循证、中药药物警戒方法等开展相关监测与上市后安全性评价的方法研究，并进一步修订和完善中药不良反应与上市后安全性评价的技术标准和规范。

3. 中成药检查要求与面临的挑战

42号文件提出"建立基于风险和审评需要的检查模式，加强对非临床研究、临床试验的现场检查和有因检查"和"建立审评为主导、检查检验为支撑的技术审评体系"。现行的《药品注册管理办法》中，药品注册核查是指"核实申报资料的真实性、一致性以及药品上市商业化生产条件，检查药品研制的合规性、数据可靠性等，对研制现场和生产现场开展核查以及必要时对药品注册申请所涉及的化学原料药、辅料及直接接触药品的包装材料和容器生产企业、供应商或者其他受托机构开展的延伸检查活动"。数据的可靠性涉及中药研制和生产全过程，是中药检查的重点和难点内容之一，应重视数据可靠性相关方法和技术的研究，不断修订完善药品检查制度规范和技术文件。

4. 中成药检验要求与面临的挑战

现行《药品管理法》对药品的检验有清晰明确的要求，《药品注册管理办法》规定了药品注册检验的相关流程、原则等，对药品注册检验有严格的要求，其中，规定"药品注册检验，包括标准复核和样品检验。标准复核，是指对申请人申报药品标准中设定项目的科学性、检验方法的可行性、质控指标的合理性等进行的实验室评估。样品检验，是指按照申请人申报或者药品审评中心核定的药品质量标准对样品进行的实验室检验"。2021 年 2 月，《关于加快中医药特色发展的若干政策措施》中提出要"增加第三方中药新药注册检验机构数量"，进一步提升中药产业发展活力。中药检验环节作为中药注册审评的支撑，是中药监管体系中的重要环节。应加快中药检验检测新技术、新方法、新标准的研究工作，不断修订完善中药质量标准、技术规范、技术要求、检验检测方法。

三、中药监管科学的核心内容

监管科学的要旨不是得到真理本身，而是实现"可用的真理"，是通过发展新工具、新标准和新方法，提高对监管产品的安全性、有效性、质量和功能预测的准确度，帮助审评人员更好地获得新产品的数据并更好地评价新产品。

（一）中药材、中药饮片监管科学研究

中药材和中药饮片依据《药品管理法》《关于促进中医药传承创新发展的意见》展开相关监管科学研究，主要如下：

（1）道地药材生产技术标准体系研究和等级评价制度的评价标准研究；

（2）研究农药、化肥、植物生长调节剂等的使用种类和用量，确保中药材的质量安全，研究中药材农药残留、重金属限量标准的制定依据；

（3）研究制定中药材第三方质量检测体系的评价标准；

（4）研究建立中药饮片追溯体系，保证中药饮片安全、有效、可追溯。目前已有高校科研团队在构建中药材和中药饮片溯源平台及其质量动态监测网络

体系，并取得初步效果；

（5）针对目前中药饮片加工炮制环节呈现多、小、散的局面，研究建立中药饮片标准体系、制定全国中药饮片炮制规范，制定中药饮片优质优价评价标准；

（6）研究国家、省级道地药材良种繁育和生态种植基地的评定依据。

（二）中药配方颗粒监管科学研究

中药配方颗粒试点工作结束后，其监管工作更加艰巨。全国规范统一的中药配方颗粒质量标准的建设尚需时日，此处监管科学研究的工作重点可考虑如下内容：

（1）中药配方颗粒生产企业在生产全过程中的追溯体系的建设标准研究；

（2）《中药配方颗粒质量控制与标准制定技术要求》的持续完善；

（3）中药配方颗粒临床使用的安全性和有效性的评价标准研究；

（4）中药配方颗粒临床数据库的建设。

（三）医疗机构中药制剂监管科学研究

医疗机构中药制剂是中医临床用药的重要组成部分，可以弥补市售中成药产品不足，有利于满足群众的中医药服务需求，同时也是中药新药的重要来源。医疗机构中药制剂的监管科学研究考虑以下工作：

（1）医疗机构中药制剂注册备案的优化研究，包括可减免资料的制定依据研究；

（2）人用经验在医疗机构中药制剂转化为中药新药过程中的应用研究；

（3）医疗机构中药制剂原辅包检验要求的标准研究；

（4）医疗机构中药制剂质量标准的制定依据。

（四）中成药监管科学研究

国家药监局颁布的一系列法规和技术要求，以期改善中成药新药研发现状，其中的一些监管创新举措，尚需监管科学研究作为技术支撑。

1. 中成药审评的监管科学研究

依据国务院最新发布的《关于加快中医药特色发展的若干政策措施》，结合现行的《药品管理法》《药品注册管理办法》《中药注册分类及申报资料要求》，主要考虑以下监管科学工作：

（1）加强中药全生命周期的技术支撑能力建设，提升中药注册申请技术指导水平和注册服务能力；

（2）强化部门横向联动，研究建立科技、医疗、中医药等部门推荐符合条件的中药新药进入快速审评审批通道的有效机制；

（3）研究完善中药注册分类和申报要求；

（4）研究和优化具有人用经验的中药新药审评审批中，豁免非临床安全性研究及部分临床试验的管理机制；

（5）研究在中药注册审评中，中医药理论、人用经验和临床试验三项内容的认定、标准及权重，建立起"三结合"的中药注册审评证据体系；

（6）建立符合中医药特点的药性评价技术和方法研究。

2. 中成药上市后评价的监管科学研究

依据《药品管理法》《药品注册管理办法》《中药注册分类及申报资料要求》等，中成药评价的主要考虑以下内容：

（1）上市后中药安全性再评价研究方法。基于临床研究结果，从药理学、药效学、临床中药学、药物流行病学、药物经济学及药物政策等方面，对已批准上市中药的疗效、不良反应、用药方案、稳定性及费用等是否符合安全、有效、经济的合理用药，研究其科学的评价与估计方法。重视中药注射剂安全性再评价研究方法的建立；

（2）中医药循证研究的策略是以疗效为主导的中医药研究策略。研究建立以循证医学为基础的疗效和风险评价新方法，指导中药监管决策；

（3）中药药物警戒方法研究。中药药物警戒贯穿于中药采收、加工炮制、工艺生产、临床应用到毒性防治等多个环节，其安全性研究的证据亦体现在中医药理论、人用经验、临床试验、上市后再评价、毒理机制等方面。较为重要的中药药物警戒研究方法主要包括基础实验科学研究方法、数据挖掘研究方法、临床试验安全研究探索法和风险 - 效益评价方法。

3. 中成药检查的监管科学研究

依据 42 号文件、《药品注册管理办法》和《中药注册分类及申报资料要求》等，主要考虑以下工作。

（1）检查理论、技术和发展趋势的研究；

（2）研究建立基于风险和审评需要的检查模式，以加强对非临床研究、临床试验的现场检查和有因检查。

4. 中成药检验的监管科学研究

主要依据《药品注册管理办法》，考虑检验相关的以下监管科学研究：

（1）研究完善中药新药全过程质量控制的技术研究指导原则体系；

（2）研究制定中药制药中关键质量属性快速分析技术；

（3）研究中成药质量标准的制定标准，构建符合中医药特色的中药质量评价标准。重视中药注射剂质量标准的改进和完善，以提高中药注射剂的安全性。

（五）中药监管科学学科建设与人才培养研究

中药监管科学的发展是大势所趋，学科建设和人才培养则是中药监管科学发展的重要环节。中药监管科学作为我国的一门新兴学科，其学科建设目前尚处在摸索阶段，学科建设现阶段的切入点，正在进行的一是增设监管科学方向，增设该方向专兼职研究生导师，以及实施研究生招生计划；二是将监管科学研究的前沿内容汇集后作为研究生选修课；三是依托所在高校、科研院所的优质教学资源，优选与中药监管科学相关的课程作为研究生必修课程，同时逐步发展中药监管科学方向必修课程，在做好研究生学科建设的基础上逐步开展中药监管科学本科教育的实践探索，以此构建起完整的中药监管科学学历教育体系。

中药监管科学的人才培养工作，包括学历教育、继续教育和国际化培训。重点工作包括两个方面，一是通过搭建的中药监管科学学历教育，培养具有中医药思维的监管人才，同时依托中医药高校、科研院所的海外中医医疗机构布局，建立国际化中药监管人才培养体系，为中药监管科学培养一批具有国际化视野的高层次人才；二是通过继续教育培训，协助监管部门持续优化完善基层专业化人才队伍建设，满足监管部门各层次人才需求，推动实现中药监管专业化。

第三节　生物制品监管科学

一、生物制品的概念与特点

（一）生物制品的概念及分类

生物制品（biological products）是指以微生物、细胞、动物或人源组织和体液等为起始原材料，用生物学技术制成，用于预防、治疗和诊断人类疾病的制剂。生物制品主要分为预防用生物制品、治疗用生物制品和按生物制品管理的体外诊断试剂三类。

预防用生物制品是指为预防、控制疾病的发生、流行，用于人体免疫接种的疫苗类生物制品，包括免疫规划疫苗和非免疫规划疫苗。按照注册类别分类可分为三类：1 类是创新型疫苗，2 类是改良型疫苗，3 类是境内或境外已上市的疫苗。

治疗用生物制品是指用于人类疾病治疗的生物制品，如采用不同表达系统的工程细胞（如细菌、酵母、昆虫、植物和哺乳动物细胞）所制备的蛋白质、多肽及其衍生物；细胞治疗和基因治疗产品；变态反应原制品；微生态制品；人或者动物组织或者体液提取或者通过发酵制备的具有生物活性的制品等。生物制品类体内诊断试剂按照治疗用生物制品管理。

按照生物制品管理的体外诊断试剂包括用于血源筛查的体外诊断试剂、采用放射性核素标记的体外诊断试剂等。

（二）疫苗的概念及分类

疫苗（vaccines）是指为了预防控制传染病的发生流行而制备的生物制品，是一类将病原微生物（如细菌、立克次氏体、病毒等）及其代谢产物经过人工减毒、灭活或利用转基因等方法制成的用于预防传染病的免疫制剂。传统的疫苗类型主要包括灭活疫苗和减毒活疫苗，随着人类科技的进步，人们利用基因工程技术研发出了新型疫苗，如亚单位疫苗、核酸疫苗和病毒载体疫苗等。

（1）灭活疫苗（inactivated vaccine） 对培养的病原微生物通过加热或化学剂灭活使其失去传染性并保留抗原性而制备的疫苗；

（2）减毒活疫苗（live attenuated vaccine） 通过处理使病原微生物毒力减弱而制备的疫苗，这类疫苗仍然是活的病原微生物，能够模拟感染并诱导免疫反应，但不引起明显的临床症状；

（3）亚单位疫苗（subunit vaccine） 通过化学分解或有控制性的蛋白质水解方法提取细菌、病毒的特殊蛋白质结构，或利用人工合成或基因工程技术制备的保护性抗原制备的疫苗；

（4）核酸疫苗（nucleic acid vaccine） 利用编码抗原蛋白的外源基因作为免疫原制备的疫苗，核酸物质导入动物体细胞内通过宿主细胞的表达系统合成抗原蛋白，诱导宿主产生对该抗原蛋白的免疫应答，以达到预防和治疗疾病的目的。核酸疫苗主要包括 DNA 疫苗、RNA 疫苗和 mRNA 疫苗。其中新型冠状病毒疫苗是首次采用 mRNA 疫苗这一技术，并在新冠肺炎疫情中快速上市，这也体现出核酸疫苗作为疫苗新技术路径具有强大的开发潜力；

（5）病毒载体疫苗（viral vector vaccine） 以无害的病毒作为外源抗原基因载体的疫苗，病毒携带并体内表达抗原，诱导免疫反应。

各类疫苗技术路线优劣势见表 2-2。

（三）疫苗及生物制品特征及监管的特殊性

疫苗及生物制品是能够预防和治疗各类疾病的生物类产品，是保障人民健康和公共卫生安全的特殊药品，是国家战略性、公益性产品，是保障人体健康和公共卫生的基本公共产品，是防控疾病发生和流行最经济、最有效的措施。

疫苗是一种最主要和特殊的生物制品，疫苗的有效性和安全性直接关系到我国免疫规划政策的推行，是直接关系公众健康的重大民生问题。与此同时，疫苗也是一种高风险的公共产品，其风险有可能超越一国的领土范围，构成安全风险的全球化，造成巨大的乃至不可逆的损害后果。因此，相对于其他类型的生物制品，需对疫苗实行最严格的制度管理，坚持"全程管控"。疫苗管理链条长、环节多，因此必须建立从疫苗研制注册、疫苗生产、疫苗流通、预防接种到上市后管理的全过程监管制度。2021 年 2 月 9 日，国家药品监督管理局发文公布第二批重点实验室立项名单，其中包括疫苗及生物制品

表 2-2　各类疫苗技术路线优势劣势比较（＋为优势，－为劣势）

	灭活疫苗	减毒活疫苗	重组蛋白疫苗	DNA 疫苗	mRNA 疫苗	病毒载体疫苗
研发生产	＋传统经典制备方式 ＋技术工艺成熟 －需要病毒株 －灭活工艺要求高 －车间安全等级要求高	＋生产技术工艺成熟 －需要病毒株 －研发耗时长、难度大 －生产车间要求高	＋容易放大生产 －部分抗原表达量低 －生产工艺复杂	＋研发、生产周期短 －尚无人用疫苗上市	＋研发、生产周期短	＋研发速度快 ＋生产工艺成熟、简单
免疫原性	＋抗原性强 －需要佐剂 －需要多次接种	＋能同时诱导细胞免疫和体液免疫 ＋保护作用持久 ＋无需添加佐剂 －可引起水平传播	－抗原选择设计要求高 －需要佐剂 －需要多次接种	＋能同时诱导细胞免疫和体液免疫 ＋抗原能正常折叠及糖基化 ＋分子稳定性好 ＋抗原表达持久 －DNA 进入细胞效率低，－对递送装置效率和效率要求高	＋能同时诱导细胞免疫和体液免疫 ＋抗原能正常折叠及糖基化 －分子稳定性较差 －对递送装置效率和效率要求高	＋能同时诱导细胞免疫和体液免疫 －人体内可能本身存在针对载体的免疫记忆 －人体对载体的应答可能干扰对目标抗原的应答
生物安全性	－有潜在的抗体依赖性感染增强风险 －生产过程中的泄露、灭活不彻底造成的风险	－有毒力恢复风险 －可能环境污染	＋无需操作具有感染性的病毒	－可能引起自身免疫反应 －有潜在的基因重组风险	＋没有基因重组风险 －可能引起自身免疫反应	－病毒载体发生重组风险

质量监测与评价重点实验室，这是允许符合资质的第三方机构开展疫苗质量检验与评价的有益探索和实践，可为进一步丰富专业技术评价资源、强化重点产品质量监管、满足生产生活检验检测需求提供能力支撑，具有重要的里程碑意义。

二、生物制品的全生命周期监管

疫苗及生物制品质量控制是对整个产品的设计、生产和最终产品全过程的质量控制。从研究、生产到使用的系列技术建立一整套比较完善的法规，同时建立符合世界卫生组织（WHO）标准的疫苗及生物制品国家监管体系，确保上市疫苗及生物制品的质量，维护公众健康。

（一）受理过程中的监管

受理是审评审批的第一步。注册受理不仅是一种行政行为，更是一门科学，是监管科学的重要组成部分。近年来，结合监管实际，我国进一步优化注册受理环节，并针对疫苗产品制定了合理的注册受理要求。

2017年，我国药品注册实现集中受理，解决了受理与审评的脱节问题，便于统一受理的标准、提高审评的质量与服务水平。2018年，国家药品监督管理局发布了《药物研发与技术审评沟通交流管理办法》，建立了邮件、电话、视频会议、面对面沟通等多样化的沟通渠道，实现治疗用生物制品注册申报前（包括临床试验申请前）的有效沟通，从上游环节提高了受理效率。2020年4月30日，国家药品监督管理局就25个文件公开征求意见，涉及化学药品、生物制品、中药注册分类及注册申报资料要求，境内外生产药品再注册申报程序、申报资料基本要求和审核要点等，进一步明确各类产品的注册受理要求。2020年7月3日，结合我国监管实际，进一步研究优化注册受理环节，国家药品监督管理局药品审评中心发布《生物制品注册受理审查指南》的通告，经国家药品监督管理局审核同意后自发布之日起施行。该法规对生物制品注册受理做出了更加详细的规定，按照生物制品的分类分别制定审查指南，并对各审查要点做出详细说明，极大提高了受理的效率。

（二）审评环节中的监管

生物制品在完成药学、药理毒理学和相关临床试验的研究工作后，如果其效果达到了预期目标，危害性小，生产企业即可向国家药品监督管理局药品审评中心递交注册资料，包括药品注册申请表、申报资料自查表、临床试验相关证明资料，以及各项资质证明文件等。审评中心对以上的各项文件进行审查，各类文件都达到合格标准之后，生物制品的生产企业方能获得相关的注册批文。

我国的相关法律法规对疫苗及生物制品的审核制订了详细严格的标准，但能否真正按照《药品注册管理办法》《生物制品批签发管理办法》和《中华人民共和国疫苗管理法》（以下简称《疫苗管理法》）中对生物制品注册的要求来进行审批，依赖于审查人员的专业技能，审查人员的专业素质影响着注册环节能否规范和高效地执行。推动生物制品在审评环节的专业性，就需要建立一支专业化、职业化的审查队伍，吸纳培养出对预防医学、药学、管理学和法学有丰富知识储备的人才，同时提高其依法行政的意识，提高其法律修养，坚决杜绝违法违规行为的产生。

（三）生产核查的监管

审核查验是审评审批的重要前提，客观、公正、权威的注册现场检查是做出正确审批决策的必要条件，生物制品研究和生产所用原材料多为细菌、病毒等微生物及组织、细胞、体液的提取物，其潜在生物安全风险更需得到重视，因此对其生产环节进行有效监管，对保障生物制品质量安全，维护人民群众生命健康意义重大。

国家药品监督管理部门对生物制品企业提交的注册文件进行审查，各类文件都达到合格标准之后，生产企业才能获得生物制品的注册批文。生物制品企业在拿到批文后，国家药品监督管理部门将会对其实施现场核查，在通过国家药品监督管理部门组织人员的检验检测后，企业方能正式拿到注册凭证。国家药品监督管理部门对生物制品生产环节的监管主要是依据《药品生产监督管理办法》和《药品生产质量管理规范》（GMP）两部法规，采取的是日常检查和飞行检查并行的监管方式。

国家对疫苗及生物制品生产采取严格的准入制度，凡是从事生物制品生产的企业，必须先行通过省级以上药品监督管理部门的监督批准，并拿到相关生产许可证，方能进行生产。在生产核查阶段，国家药品监督管理部门主要需要对影响生物制品生产质量的相关因素，企业的生产环境和设备设施、生产原料和辅料、生产技术工艺生产质量把控标准、生物制品的包装及生物制品生产人员的专业性等进行检查，强化疫苗及生物制品在生产过程中的质量控制和风险管理，确保生物制品生产质量的稳定性和安全性。

（四）批次生产的监管

我国疫苗及生物制品实行批签发制度，在我国上市的疫苗，无论国产或进口，在其有效期内各项安全性和有效性指标均不得低于《中华人民共和国药典》要求，经过严格批签发合格后才能上市使用。依据 2018 年 2 月 1 日起施行的《生物制品批签发管理办法》，每批产品上市销售前或者进口时，批签发申请人应当主动提出批签发申请，依法履行批签发活动中的法定义务，保证申请批签发的产品质量可靠以及批签发申请资料、过程记录、试验数据和样品的真实性。

按照《生物制品批签发管理办法》，我国对既往因违反相关法律法规被责令停产后经批准恢复生产的生物制品，会按照注册标准进行全部项目检验，至少连续生产的三批产品批签发合格后，方可进行部分项目检验。严格落实《生物制品批签发管理办法》第十八条规定，采取严格的批签发形式，可以随机抽查，确定检验比例，检验项目应当涵盖质量和安全，论证科学的批签发技术要求，坚持完善的批签发方式和考核细则，满足人民群众的健康、安全需求。

（五）评价过程中的监管

由于临床试验的局限性，一些潜在的质量与安全性问题只有通过上市后大规模人群使用的有效性和安全性监测才能发现，生物制品上市后的安全性及有效性评价是生物制品上市前评价的延续，是全面评价生物制品不可缺少的一个环节。

疫苗及生物制品安全性和有效性评价主要依靠临床随机对照试验，但是其条件是人为干预，在真实世界的医疗实践中存在一定适用性问题。近年来，国外一些发达国家逐渐通过真实世界数据（real-world data，RWD）获取真实世界证据（real-world evidence，RWE），来将其作为监管部门评价生物制品安全性和有效性的工具。通过真实世界研究，能够更加有效地评价生物制品的安全性，改变其上市后的监管模式，能够使监管部门有计划地实施主动监察。对于疫苗而言，真实世界研究也能够用于其上市后的剂量调整。

2019 年，美国食品药品管理局发布《使用真实世界数据和真实世界证据向美国 FDA 递交药物和生物制品资料》，将 RWE 用于生物制品研发及监管决策。2020 年 1 月，国家药品监督管理局发布《真实世界证据支持药物研发与审评的指导原则（试行）》，将真实世界证据作为疫苗研发与审评的监管科学工具，对于加快疫苗研发有着重大作用。

（六）临床应用过程中的监管

生物制品的安全性和有效性，需要在临床应用中接受进一步检验，在临床实践里得到更大样本量的临床验证。从这个角度而言，生物制品的临床应用阶段也应视为一个重要的监管环节，发挥不可替代的重要作用。我国涉及生物制品不良反应监测的法规主要有《药品不良反应报告和监测管理办法》《疫苗流通和预防接种管理条例》《预防接种工作规范》《疫苗管理法》。其中《预防接种工作规范》和《疫苗管理法》是疫苗预防接种工作开展重要依据，对涉及预防接种工作的机构、人员及职责、疫苗使用管理、冷链系统管理、预防接种服务和异常反应报告等具体工作提供了行为标准。

（七）决策过程中的监管科学

对疫苗及生物制品的全过程进行监管的决策，也是需要进行监管的环节。在现实生活中，政府会面临诸多的公众利益诉求，但并非所有的公众诉求都能得到满足，只有少部分的公共问题能够进入决策者的视野，并被纳入政府的决策。监管决策是一个综合权衡和择优的过程，涉及科技、政治、经济、风险和效益分析等众多因素，需要我们健全监管规则，创新监管方式，努力做到监管效能最大化、监管成本最优化、对市场主体干扰最小化。

三、生物制品监管科学新技术、新工具、新方法和新业态

随着经济社会发展，人们对健康需求和标准的提高，以及现代技术手段的发展，疫苗及生物制品的研发、生产和使用出现了新的特点和趋势，其监管也在发生变化，新的监管技术、工具和方法为确保疫苗及生物制品的质量和安全监管提供了技术手段。

（一）疫苗管理的新标准

疫苗是关乎公众健康与国家安全的特殊药品，具有重大的战略意义。然而，曾经以长春长生公司案件为代表的一系列疫苗案件则暴露出我国在疫苗监管领域的漏洞，折射出疫苗在生产、流通、接种、救济方面存在的制度缺陷。2019 年 6 月，我国颁布了《疫苗管理法》，为我国疫苗监管提供了法律依据。

在《疫苗管理法》颁布之前，我国对疫苗各环节的规定都分散于《药品管理法》《传染病防治法》和国务院颁布的《疫苗流通和预防接种管理条例》之中。《药品管理法》旨在于加强药品管理，保证药品质量，保障公众用药的安全，是对药品监管的一般性规定，未能对疫苗监管给出更加针对有效的制度安排;《传染病防治法》的立法目的是预防、控制和消除传染病的发生与流行，只涉及疫苗的预防接种制度;《疫苗流通和预防接种管理条例》着重规范的是疫苗流通和预防接种的管理，未能对疫苗的其他环节进行整体考虑。《疫苗管理法》则将分布在多部法律法规中的疫苗生产和批签发、疫苗流通、预防接种、异常反应监测和处理、疫苗上市后管理、保障措施、监督管理、法律责任等规定进行全链条整合，建立了一套全过程、全环节、全方位的严格监管体系。

《疫苗管理法》的制度安排中，体现了从政府监管向公共治理的转型，强调通过各级人民政府、药品监督管理部门、卫生健康主管部门、疫苗上市许可持有人、疾病预防控制机构、接种单位、新闻媒体、行业协会等多元主体的合作治理，通过让不同主体承担不同的权利、义务与责任，形成监管合力，从而保障公众健康。

《疫苗管理法》系统地引入了风险治理理念，构建了相应的风险监管制度；强调疫苗产品的战略性、公益性，努力在安全、发展和创新之间构建平

衡；法律中引入了全程管控的理念，对疫苗全生命周期进行管理。

《疫苗管理法》中有诸多法律制度创新，这体现为监管方式的推陈出新，法律责任的制度创新，救济机制的制度改革。疫苗生产、经营、使用环节中涉及的组织形态各异，违法行为表现形式和成因各不相同，这要求综合运用事前监管和事后监管方式，综合运用行政许可、监督检查、强制信息披露、召回、信用治理等多种监管方式，来更好地进行疫苗监督管理，防控疫苗风险。在疫苗管理中，应落实疫苗全生命周期链条中各主体的责任，各主体应为自己的违法行为接受相应的行政制裁，这是责任自负原则的要求。疫苗管理法不仅对疫苗安全进行全程监管，还对疫苗救济方式予以了全面革新，通过建立健全异常反应补偿、损害赔偿制度，实行疫苗强制责任保险制度，着力构建对受种者完善的保障机制，更好地维护公众的合法权益。

（二）临床真实世界研究

真实世界研究（real-world study，RWS）是指针对预设的医学问题，对真实医疗环境下系统收集患者的真实世界数据，综合运用多学科方法进行系统分析，以获得真实世界证据的过程。大数据方法、云储存和云计算等技术的进步，使得分散、海量的真实世界数据整合及快速分析成为可能，这些技术的进步通过分析真实世界数据产生真实世界证据带来了前所未有的便利，真实世界证据目前已被证明可以帮助监管机构决策药品审评审批，保障药物研发工作质量和效率。2020 年 1 月 7 日，国家药监局发布《真实世界证据支持药物研发与审评的指导原则（试行）》（以下简称指导原则），指导原则主要用于支持药物监管决策，以临床人群为研究对象的真实世界研究，个别情形下也会涉及更广泛的自然人群，如疫苗等预防用生物制品涉及的健康人群。

生物制品上市后的安全性评价是揭示其药物特性，保证其用药安全的重要措施，其中以自发呈报系统为主的被动检测和以集中监测为主的主动监测较为常用，但无法实现对其安全性、风险性的连续监测，真实世界研究则为生物制品的安全性、连续性监测研究提供了路径，真实世界研究更贴近真实的诊疗环境，能够纳入很多临床随机对照试验研究无法纳入的人群（如儿童、老人、患有其他基础疾病的患者等），能够获得在复杂未知条件下发生的不良事件，也能获得一些迟发的安全性事件。例如，英国因感染百日咳致死的婴儿较前明显增多，英国疫苗及免疫接种委员会建议孕妇于孕晚期接种百日咳疫苗，但此疫苗之前并未批准用于孕妇，缺少孕期安全性评价的相关数据。于是，英国对选择接种疫苗的孕妇开展了真实世界研究，以实时评价疫苗的安全性。发现孕晚期接种百日咳疫苗不会增加孕妇或新生儿的死亡率及产科并发症的发生率。这个研究不但消除了人们对孕期接种百日咳疫苗安全方面的顾虑，而且对该疫苗在英国乃至全世界孕妇中使用，提供了有力的证据支持。真实世界研究与以往自发呈报的本质差异在于是否为主动收集，可以避免漏报，获得更加全面的信息，且实施较为容易，研究费用也比医院集中监测研究低，可以实现研究样本的连续累积，实现全生命周期管理。

临床真实世界研究在全球范围内都是一项广受关注、极具挑战和充满期待的研究领域，疫苗及生物制品的真实世界研究所产生的真实世界证据，可以成为监管机构判定其安全性和有效性的首选证据，用于支持其研发与监管决策，是提升生物制品监管水平和监管决策能力的重要工具。临床真实世界数据研究中参与主体众多，若要实现对各参与主体在真实世界研究全流程进行动态实时和穿透式监管，需要监管部门通过运用人工智能、云技术、大数据等"新基建"技术构建数据库平台，建立科研单位－医院－企业－合同研究组织相结合的联合体，推动解决工作长期以来数据不完善、信息不对称、数据真实性等问题，从而实现科学监管和高效监管。

（三）区块链技术

区块链是一个共享数据库，用于存储和处理区块链中的数据和信息，具有"不可篡改、可以追溯、公开透明、集体维护"等特征。区块链技术通过"区块＋链"的方式，把数据分成不同的区块，头尾结合起来才能呈现一条完整的数据。依靠公开透明的特征，构建防伪与可追踪溯源的数据结构，并利用分布式存储，将数据信息可靠地记录在区块链中，从而实现数据安全加密、难以篡改的功能。区块链技术的本质，是通过去中心化和去信任的方式，多节点集体维护一个可靠数据库的技术。它并不是一种单一的新技术，而是多种现有技术的整合。

目前，全球主要国家都在加快布局物联网＋区块链技术，医疗行业也被认为是该领域最有潜力的应用场景之一。2017 年以来，全球医疗行业的区块链应用项目已经有十几类。区块链的五大作用，即"促进数据共享、优化业务流程、降低运营成本、提升协同效率、建设可信体系"，都是解决真实世界数据收集和治理难题的关键技术。区块链技术也为真实世界数据满足监管要求提供了可能的技术路径，确保实现在多方参与的联盟链中，既能够保障数据安全和患者隐私，又能够高效开展真实世界数据的可信交换。

第一，就主体而言，共享疫苗信息的主体包括参与疫苗安全社会共治的所有成员，如政府部门、接种者、疫苗上市许可证持有人、公众、媒体、行业协会和专家等。

第二，就信息而言，疫苗安全社会共治的每一个成员都作为区块链上的一个节点，任何节点更新的疫苗信息都在区块链上公开且全网节点同步记录，因此区块链上的疫苗信息将涵盖疫苗生产、流通及接种的全过程，通过多方监管保证疫苗信息与链上数据的严格对应，有效提高疫苗溯源的准确性和精确性。

第三，就共享方式而言，《疫苗管理法》第三条确立"社会共治"是疫苗管理的基本原则，第七十五条明确提出相关部门应建立疫苗信息的共享机制，第七十六条规定实行疫苗安全信息统一公布制度。上述规定说明立法者清晰地意识到通过信息共享，社会共治才能打击暗箱操作，杜绝疫苗安全隐患。而通过区块链技术，将参与疫苗安全共治的所有成员都化为链上的一个节点，任何节点更新的疫苗信息都在区块链上公开且全网同步记录，涵盖疫苗生产、分发和接种的全过程，打破传统数据壁垒，实现全程监督，提高疫苗信息的安全性和公信力。

第四，就追责方式而言，依据相关法律在智能合约条款中设置疫苗上市许可证持有人、监管部门等主要责任主体依法应公布疫苗信息的合理期限，公布信息的项目内容和具体要求等。如果责任主体没有依照法律规定和智能合约要求的程序公开信息，则区块链可以自动对该批次疫苗发布风险提示，各个节点均可同步获悉此提示。同时，区块链还可以与专门用于疫苗仓储、运输的冷链实现信息同步。保存疫苗的冷链中出现的任何异常信息也都会被区块链同步向全网公开。如此，共治各方通过区块链节点可实现全程监督。"区块链＋法律"的管理方式要求留有时间戳的签收记录、信息发布记录和冷链同步记录成为启动下一流转环节的必要程序。因此，一旦出现风险提示，该批次疫苗的流转将即刻中止，该环节的主体便涉嫌违规。而且，全网共同见证的风险提示、该批次疫苗的流转中止或冷链记录的异常信息等均构成该主体承担相应法律责任的直接证据。

我国生物制品产业正处于创新发展阶段，尤其是当出现如新冠肺炎这样严重威胁人民健康的传染性疾病，人民群众将迫切需要相关疫苗及生物制品，这也给监管部门带来的新的挑战。但疫苗及生物制品在生产、流通中出现的各种问题，皆提示我们需建立针对疫苗及生物制品的监管科学体系，这需要政府完善相关的监管法律法规，促进生物制品的创新研发，改变生物制品在研发注册、生产、流通、使用和不良反应监测环节的碎片化及上市前后监管的不连续性，重视生物制品监管科学人才队伍的建设，主动探索生物制品审评审批制度改革，充分利用大数据、人工智能等新兴信息技术，完善疫苗及生物制品的追溯制度，加强其质量管理，推动疫苗及生物制品监管科学发展。

第四节　创新药监管科学

一、我国创新药监管现状

（一）创新药的界定与分类

我国药品监管机构将创新药定义为"在中国境内外未上市的药品"，范围由"中国新"转变为"全球新"。根据新修订《药品注册管理办法》，药品注册按照中药、化学药和生物制品等进行分类注册管理。

中药创新药是指处方未在国家药品标准、药品注册标准及国家中医药主管部门发布的《古代经典名方目录》中收载，具有临床价值，且未在境外上市的中药新处方制剂，主要包括中药复方制剂，系指由多味饮片、提取物等在中医药理论指导下组方而成的制剂；从单一植物、动物、矿物等物质中提取得到的提取物及其制剂；新药材及其制剂，即未被国家药品标准、药品注册标准以及省、自治区、直辖市药材标准收载的药材及其制剂，以及具有上述标准药材的原动、植物新的药用部位及其制剂。

化学药创新药是指含有新的、结构明确的、具有药理作用的化合物，且具有临床价值的药品。

生物制品分为预防用生物制品、治疗用生物制品和按生物制品管理的体外诊断试剂。其中创新型疫苗主要包括无有效预防手段疾病的疫苗；在已上市疫苗基础上开发的新抗原形式，如新基因重组疫苗、新核酸疫苗、已上市多糖疫苗基础上制备的新的结合疫苗等；含新佐剂或新佐剂系统的疫苗；含新抗原或新抗原形式的多联/多价疫苗。创新型治疗用生物制品即境内外均未上市的治疗用生物制品。创新型体外诊断试剂即境内外均未上市的体外诊断试剂。

（二）审评中的监管科学

1.临床试验机构备案与药物临床试验默示许可

为了优化药物临床试验审评审批程序，加快临床试验进程，我国取消了临床试验机构的资格认定，具备临床试验条件的医疗机构在药品监管部门指定网站登记备案后，均可接受申请人委托开展临床试验。用"默示许可制"替代审批制，在我国申报药物临床试验的，自申请受理并缴费之日起 60 日内，申请人未收到药品审评中心否定或质疑意见的，可按照提交的方案开展药物临床试验。

2. 药品加快上市注册

结合我国医药产业发展和临床治疗需求，参考国际经验，新《药品注册管理办法》制定了药品加快上市注册程序一章，设立突破性治疗药物、附条件批准、优先审评审批、特别审批四个加快通道，并明确每个通道的纳入范围、程序、支持政策等要求。将临床急需的短缺药、儿童用药、罕见病用药、重大传染病用药、疾病防控急需疫苗和创新疫苗等均明确纳入加快上市注册范围，并且对药品注册审评时限、药品注册核查时限、药品注册检验时限都做出了明确的规定。

新冠肺炎疫情发生以来，截至 2021 年 2 月 4 日，药监系统共应急批准 22 个药物开展新冠肺炎及其相关适应证的治疗、预防临床试验，附条件批准多个药品上市，应急批准 5 条技术路线共 16 个疫苗品种开展临床试验，其中 6 个疫苗品种已开展Ⅲ期临床试验。

3. 真实世界证据支持研发与审评

国家药监局陆续出台了《真实世界证据支持药物研发与审评的指导原则（试行）》《真实世界证据支持儿童药物研发与审评的技术指导原则（试行）》等真实世界数据 / 证据收集、支持研发与审评的文件，并与海南省人民政府在 2019 年 6 月共同作出开展海南博鳌乐城临床真实世界数据应用试点工作的决定。在药监部门的有力推进、企业的积极参与、专家的关注支持下，临床真实世界数据研究已初步显现聚集效应。

4. 配套规范性文件及技术指导原则

目前，新《药品注册管理办法》的配套文件正陆续发布实施，旨在进一步丰富技术指导原则体系，为审评审批、核查检验提供技术参考，也为支持行业发展、鼓励创新提供引导。

国家药监局已发布了《生物制品注册分类及申报资料要求》《化学药品注册分类及申报资料要求》《中药注册分类及申报资料要求》《突破性治疗药物审评工作程序（试行）》《药品附条件批准上市审评审批工作程序（试行）》和

《药品上市许可优先审评审批工作程序（试行）》等文件。国家药监局药品审评中心将药品技术指导原则制修订工作纳入工作重点，截至 2020 年 12 月 31 日，完成了 119 个指导原则的起草，其中已正式发布 71 个，涵盖中药、化学药、生物制品，涉及药学、药理与毒理、临床试验、临床药理及统计和综合学科，覆盖新冠肺炎药物研发相关技术指导原则、儿童用药指导原则、中药民族药技术标准体系、抗肿瘤药物研发及生物类似药研发等热点、难点。

（三）监测评价中的监管科学

1. 上市后监测与评价

"上市后药品的安全性监测和评价方法研究"是中国药品监管科学行动计划首批 9 个重点研究项目之一，目前该项目第一阶段的研究主要针对真实世界数据在上市后药品的安全性监测和评价的适用范围、应用价值、伦理风险及实践可行性，构建真实世界数据用于上市后药品安全性监测评价的研究设计、质量控制、证据评价等基本原则，开展基于真实世界数据的药品严重过敏反应或脏器损害的实证分析。

2. 中药质量评价技术

中药质量研究长期被列为国家中药发展战略的核心问题之一。近年来，许多学者已经从规范管理、产地、栽培条件、采收季节、炮制加工方法、制剂工艺，储存条件等诸多不同方面对中药的质量及稳定性方面进行了大量的研究，有化学成分评价控制理论、成分效应评价控制理论、基于临床疗效评价控制理论与质量标志物 Q-markers 控制理论等，均取得了显著成效。

循证医学是中药临床研究作为验证中药临床疗效和安全性的重要方法，促进了中医药的发展和推广。随着临床研究方法发展和完善，基于古代经典的临床认识，中药临床研究的方法学是保证研究质量重要问题。运用循证医学知识服务中药临床研究，完善中药研究理论和临床实践方法，建立中药临床评价体系，促进中药学的发展，成为基于证据的研究新思路和新方法。

国家药品监督管理局药品审评中心近期发布了《中药新药用药材质量控制研究技术指导原则（试行）》《中药新药用饮片炮制研究技术指导原则（试行）》《中药新药质量标准研究技术指导原则（试行）》等指导原则，不断完善中药新药质量控制与评价方面的内容，提高中药新药的水平，保证药品的安全性和有效性。

3. 创新生物药评价

在国家立项支持下，中国食品药品检定研究院针对创新生物药的安全性和有效性评价，开展了质控方法、质量标准、相关标准物质和非临床安全性评价等研究，为保障甲型 HIN1 疫苗、EV71 疫苗、重组人血管内皮抑素等创新产品安全、有效，顺利通过审评审批并最终上市发挥了重要技术支撑作用。此外，还参与了 EV71 疫苗国际标准制定，目前我国主导制定的肠道病毒 71 型（EV71）灭活疫苗指导原则成为国际标准，打造了国际领先的生物学活性测定技术平台，研究建立了 PD-1 单抗活性测定方法，成功应用于 10 余家企业的 PD-1 单抗药物研发，推动多个产品成功上市。

4. 纳米类药物安全评价及质量控制研究

纳米类药物研发相对周期短、风险小、投入少、回报率高，成为国际生物医学研究的热点之一，且由于纳米类药物理化性质特殊，纳米颗粒的粒径、形状、排列方式、表面电荷分布和表面化学是决定纳米类药物与其周围介质反应效率的关键因素，并与生物环境存在一系列复杂的相互反应，纳米类产品在质量控制、药代特征和安全性评价策略与传统药物有明显区别，对传统药品监管体系提出了较大挑战。

由于纳米类药物的特殊性，尽管已有纳米材料的标准品，但尚无纳米类药物标准品，相关研究正在推进。国家纳米中心对纳米产品标准化样品制备和表征的新方法进行了探索，已达到 pg 级和 fg 级检测灵敏度；四川大学华西药学院就纳米粒子大小、化学组成、表明结构、亲水性、形态、聚集性、细胞摄取、蛋白结合（蛋白冠）等方面进行了表征研究，已形成初步评价策略；中国食品药品检定研究院和国家成都新药安全性评价中心就纳米类药物的遗传、免疫、生殖、血液和肾毒性风险的评价进行了前期案例调研准备；北京大学药学院就纳米类药物的临床转化现状进行了数据积累和分析；国家药品监督管理局药品审评中心正在研拟纳米类药物理化性质表征、药代和毒性特征研究等基本要求和评价原则。

5. 细胞和基因治疗产品技术评价与监管体系研究

我国干细胞和免疫细胞临床研究的规模、每年新增研究数量仅次于美国，已成为世界上细胞治疗临床研究最活跃的地区之一，并在部分疾病领域取得了初步研究成果，由于细胞产品的生产制备、运输、使用等与传统药物有明显区别，对传统的药品监管体系提出了较大挑战，目前已集中科研和监管领域的一流专家力量，对细胞和基因治疗产品的监管体系、风险分级等进行研究。

目前，药品审评中心已发布了《细胞治疗产品研究与评价技术指导原则（试行）》《免疫细胞治疗产品临床试验技术指导原则（征求意见稿）》等技术指导原则，国家药监局已经受理我国首个嵌合抗原受体 T 细胞（CAR-T）的上市申请。

新冠肺炎疫情出现以来，各单位围绕干细胞产品治疗重症新冠肺炎相关的急性呼吸窘迫综合征和肺纤维化等，进行了一系列监管技术要求和标准的探索，以迫切的临床治疗需求为核心，全力投入疫情防控相关产品的审评审批和科技攻关工作。国家药品监督管理局药品审评中心在审评工作中及时总结规律，在最短时间内形成了《干细胞治疗新冠肺炎临床试验设计的考虑要点》和《新型冠状病毒肺炎（COVID-19）干细胞治疗产品临床试验申请特别审批申报资料要点（药学专业）》等技术审评要点，规范了审评标准，并通过特别审批程序批准了 CAStem 细胞、人脐带间充质干细胞等产品开展在重症新冠肺炎患者中的临床试验，通过科研攻关和临床实践，增加了干细胞等先进疗法对于改善重症患者临床预后的信心。

（四）检查中的监管科学

1. 优化药品核查模式

不再实施"逢审必查"的核查模式，对于药品注册研制现场核查，根据药物创新程度、药物研究机构既往接受核查情况等，基于风险决定是否开展；对于药品注册生产现场核查，根据申报注册的品种、工艺、设施、既往接受核查情况等因素，基于风险决定是否开展；允许同步进行药品注册现场核查和上市前药品生产质量管理规范检查。

2. 规范药品注册核查工作程序

为在新法规框架下做好药品注册核查工作，国家药品监督管理局食品药品审核查验中心多方面发力，组织起草了药品注册核查工作程序、核查要点和判定原则、药品注册生产现场检查和上市前 GMP 符合性检查衔接程序等配套工作文件；研究药品注册核查任务组织管理策略；设计药品注册核查任务的运行机制和标准操作规程；建立从任务接受到结果处置全环节的与药品注册申请人、相关监管部门的信息公开和交流机制等。

3. 疫情下的创新药品注册核查

针对疫情防控现场核查任务需要，国家药品监督管理局食品药品审核查验中心分别联合浙江、江苏等省级药监局共同研究工作方式和内容，组建技术骨干工作团队，制定核查方案，指导省级药监局开展工作；省级药监局紧急调用和组织所在地的国家级检查员组成核查团队，结合对辖区内相关企业日常监管实践经验，在获取交通管理部门省（区、市）内跨地域流动允许后，上下一心、合力完成疫情急需品种批准上市前药物研制和生产现场核查，切实保障药品注册审评审批工作顺利进行，这一创新工作模式在全国范围内组织实施。

二、创新药监管新制度、新工具、新方法、新标准

（一）新制度

1. 加快审评审批制度

我国新药上市加快审评审批政策包括 3 种类型，分别是特殊审批、优先审评、有条件批准，详细情况见表 2-3。

表 2-3 中国 3 种新药加快审评制度比较

项目	特殊审批	优先审评	有条件批准
颁布时间	2009 年	2016 年	2017 年
作用阶段	临床申请 上市申请	临床申请 上市申请	上市申请
适用条件	新化合物、未在国外上市的药品 有明显临床治疗优势的新药 无治疗手段的新药	具有明显临床价值的药品 有明显临床优势的药品 其他类，如临床急需、市场短缺的药品等	未在中国境内上市销售的、用于治疗严重或危及生命的疾病或罕见病的药品
审评时长	临床申请：90 日 上市申请：120 日	暂无规定（只规定了某些检查环节的时限）	暂无规定
科学数据链完整度	完整或不完整	完整或不完整	不完整，不是正式批准

项目	特殊审批	优先审评	有条件批准
政策特点	中国食品药品检定研究院优先安排样品检验和质量标准复核	药品审评中心优先配置审评资源 药品审评中心优先安排GCP检查 药品审评中心优先安排沟通交流会	同优先审评

美国加快新药审评审批的制度最早起源于 20 世纪 80 年代，美国 FDA 于 1988 年首次提出"加快治疗严重危及生命药品审评"的概念。1992 年美国 FDA 颁布《处方药付费法案》（Prescription Drug User Fee Act，PDUFA），从法律层面正式确立了加快新药审评审批制度。在保证新药安全、有效、质量可控的前提下，随着 PDUFA 法案的实施，美国新药审评审批的速度明显加快，逆转了"上市迟滞"现象，促进药品研发创新。美国的新药上市加快审评审批的政策为 3 种，分别是有条件批准、优先审评、突破性疗法。制度汇总见表 2-4。

1995 年随着欧洲药品管理局成立，药品集中审评程序正式确立，为完善新药审评审批制度，EMA 通过立法，先后颁布多个适用于集中审评程序的加快审评审批政策。目前，欧盟的新药加快审评审批政策中，包括 4 种加快审评类型，分别是有条件批准、特例批准、加速审评、PRIME 通道。制度汇总见表 2-5。

2. 药品上市许可持有人制度（MAH）

欧盟药品上市许可审批有集中审批程序和成员国审批相认程序两种方式。通过药品集中审批程序的欧盟的持有人药品上市许可在任何一个成员国中均有效，即该药品可在任意一个成员国的市场上自由销售，成员国审批相认程序可实现药品在成员国间的上市。欧盟集中审评程序中，各成员国监管机构负责临床试验申请阶段，申请人向 EMA 提交上市许可申请时，必须确定生产场地，受托生产企业须在欧盟境内注册，并获得生产许可（由成员国颁发）。

美国上市许可分为临床试验申请和上市申请阶段（新药上市申请、仿制药上市申请）两个阶段。美国 FDA 要求提交上市申请时一并提交受托生产企业或生产场地信息，实行药品生产场地登记制度，不颁发药品生产许可证。美

表 2-4 美国 3 种加快新药上市审评审批制度比较

项目	颁布年份	法律依据	条件	评价依据	加速作用	政策特点	其他
有条件批准	1992	《处方药付费法案》（PDUFA）	治疗严重疾病，且药物与现有疗法相比优势显著	可合理预测临床获益的、非完全验证的替代终点或中间终点	缩短临床研发时间	适用于罕见病、无有效治疗手段、临床急需的药品	上市后承诺：需开展临床验证疗效，提交并审查宣传材料。若未能证明疗效则撤市
优先审评	1992	《处方药付费法案》（PDUFA）	治疗严重疾病，且药物安全性和（或）疗效显著改善	安全性和（或）有效性数据	缩短审评时间（10个月变为6个月）	①上市审评时间缩短（6+2）个月。②美国FDA提前安排PAI检查	
突破性疗法	2012	《安全与创新法案》（美国FDASIA）	治疗严重疾病，适应证有潜在临床需求，且药物与现有疗法相比优势显著	初步的临床数据	美国FDA高级官员与申请人紧密交流、缩短临床研发时间、缩短上市申请时间（滚动提交、滚动审评）	①申请认定时需要初步的临床数据。②滚动审评。③更高级别的审评人员参与的沟通	如果数据不再支持潜在获益，则取消认定

表2-5　欧盟4种加快新药上市审评审批政策比较

项目	颁布年份	法律依据	条件	评价依据	加速作用	政策特点	其他
有条件批准	2005	EU第726/2004法条第14(7)条规定	严重危及生命、紧急情况使用的药品，必须是孤儿药；有未满足的临床需求	非完整的数据，并且批准上市前收集到额外数据的可能性较低	加速临床研发		授权1年，只要获益大于风险则可以继续上市。通常，每隔6个月提交定期安全性报告。授权只是临时性，一旦确认疗效则转为正式批准
加速审批	2005	EU第726/2004法条第14(9)条规定	符合重大公共卫生利益的药物，特别是创新药物	申请人需证明符合"符合重大公共卫生利益"	缩短审评时间(210日)变为150日)	①上市审评时间缩短至(6+2)个月，如果因为申请人的原因，导致GMP和GCP检查延迟，则EMA可将加速审评(150日)修改为标准审评(210日)。②申请人无法在加速审评的时限内回复发补问题，或让监管部门产生了更多顾虑，则审评时限变为标准审评	
PRIME通道	2016	EU第726/2004法条第14(9)条规定	符合重大公共卫生利益，且有医疗未满足需求	初步的临床数据	加速临床研发（早期任命审评员，各专业审评员与申请人紧密交流）	①只适用于正在研发中的、创新的、尚未在EU上市的符合重大公共卫生利益的新药。②PRIME认定的产品将自动适用"加速审评"	如果数据支持，上市申请时自动适用加速审评
特例批准	2004	EU第726/2004法条第14(8)条规定	紧急公共卫生需用药	非完整的非临床、临床数据，且完整性获得的可能性极低	加速临床研发的研究		上市后数据收集，需每年重新评估风险-获益

国 FDA 在上市许可审批现场检查中关注受托生产企业的 cGMP 合规性，若 cGMP 不合规将不予批准药品上市申请。

日本申请上市许可的前置条件是获得销售许可证（MAH 须获得相应类别或品种的销售许可）和生产许可证（药品生产企业须按剂型获得生产许可证）。厚生劳动省在审批药品上市许可时，以 MAH 符合 GQP、GVP 规范评估是否有能力确保产品质量和上市后安全，以生产企业或委托生产企业符合 GMP 规范评估是否能生产出质量合格的产品。

MAH 制度在欧盟、美国、日本已实施多年。我国从 MAH 试点阶段开始，加快创新药上市，促进制药行业资源配置，刺激研发创新，提升行业竞争能力已初见成效。随着 MAH 试点品种的陆续获批和上市销售，上市后监管压力持续上升，但与 MAH 制度配套的监管制度还未完全建立。

3. 药品全程追溯制度

药品追溯是通过药品的电子监管系统，对药品的生产和流通环节进行全程监管，为以后药品出现的问题进行责任追溯。

美国国会于 2013 年 8 月通过食品质量和安全法案 -H.R3204，简称药品追溯法案，并于 2013 年 11 月被参议院批准成为联邦法律，全国制定和实施统一的国家药品供应链安全标准，以加强处方药供应链管理，保障公民用药安全，具体表现在可有效识别假药，同时可防止药价攀升和药品短缺。该法案要求截至 2015 年 1 月，制药企业、药品批发企业和药品再包装企业每进行一笔药品交易，必须提供和接受药品谱系。立法之日起 4 年后，制药企业的每单位药品包装上都设有产品识别码。6 年后，药品批发企业只能接收和销售具有识别码的药品；7 年后，零售企业只能接收和销售具有识别码的药品；10 年后，全面实施药品电子监管系统。

巴西政府于 2009 年通过了《联邦法 11.903》并陆续出台了对应的法律规范，要求所有药品在第二次包装时必须附上二维码，同时在二维码附近应印有可读文本信息，包括药品名称、注册号、生产批号和有效期。所有参与到药品供应链的企业均有义务获取、跟踪、记录和上传所有数据信息。巴西的卫生监管部门于 2013 年 4 月公布了《全国药品监控法》，要求制药企业必须在该法案公布之日起，180 天之内完成上述规定，其他相关企业须在 1 年内完成。

韩国保健福祉部发布的通知 2011-58 中修订了《关于控制和标明药品条形

码的规定》。新规定要求药品的第一层、第二层包装以及所有外部容器，包括包装材料，每一包装单位，都应附上条形码或者射频识别（RFID）标签。条形码中必须包含药品有效期和生产批号。

欧盟早在 2011 年制定的法案 2011/62/EU 中明确规定，截至 2016 年底，在欧盟全面实施药品序列化管理，以打击假药。每个成员国必须在 2013 年 2 月之前，将该法案转变为本国的法律规范，并贯彻实施。法案中并未统一规定药品序列号的外观式样，而是由各国自己规定。然而，欧盟委员会在一概念文件中规定了商品序列化的形式，包括条形码、二维码和 RFID。药品每一单位包装上都需印有或贴有条形码，以防止药品伪造。药品生产企业负责将条形码录入数据库系统，供零售药店接收时进行检查。截至 2016 年底，未能实施序列号管理的制药企业将取消经营资格。

2019 年 4 月 26 日，中国国家药品监督管理局（NMPA）发布并实施《药品信息化追溯体系建设导则》《药品追溯码编码要求》两项信息化标准，标志着我国医药产业正式进入药品信息化监管时代，将通过"一物一码"药品追溯码进行上市后药品全程监管。该标准规定药品追溯码必须具备实用性、唯一性、可扩展性和通用性。同时，该追溯码应关联药品上市许可持有人名称、药品生产企业名称、药品通用名、剂型、规格、包装规格、批准文号、生产日期、生产批号、有效期等关键信息。

4. 药物警戒制度

药物警戒既是一个学术概念，又是一个监管概念，药物警戒应用于药品安全监管的领域。2002 年，WHO 将药物警戒定义为有关不良反应或任何其他可能与药物相关问题的发现、评估、理解与预防的科学与活动。药物警戒可以理解为监视、守卫、时刻准备应付来自药物的伤害。

欧盟、英国、美国越来越重视药品上市后的风险管理，尤其是较多的产品在上市后用于更多的人群显现出来的副作用，使药物警戒变得非常重要。随着药物警戒相关制度及工作指南的出台，企业需要更多的资源来支持药物警戒活动的开展，生产企业的药物警戒活动可以通过内部机构完成也可以选择外包的模式进行，目前发达国家的领先生产企业正专注于外包药物警戒服务，以降低成本和最大限度地减少运营支出。

2012 年，欧盟 EMA 发布了《药物警戒质量管理规范》，并对委托药物警戒进行了规范。美国 FDA 建立了药物警戒组织机构、法律法规体系及药物警戒检查指南，其中涉及对外包情形的检查。

在拉丁美洲、非洲等国家涉及药物警戒不良反应的发生及关注度也在不断增加，但上述地区缺乏药物警戒的工作指南，医疗条件和企业发展水平也存在较大的差异，生产企业对于药品上市后不良反应监测及其评价与发达国家还存在一定差距。在我国受托方一般是药物咨询公司或者有药物警戒能力的生产企业。整体分析，药品上市许可持有人药物警戒外包有一定市场需求，但是能够承担药物警戒工作的受委托方并不多。

5. 条件审批制度

条件审批模式即为一项对临床研发阶段加速效应最为突出的新药加快审评模式。其中又以美国加速审批制度实施最早，发展最为成熟，且最具代表性。

中国在近几年出台的政策文件中多次涉及"有条件批准"，标志着我国条件审批模式的建立完善拉开序幕。原国家食品药品监管总局于 2016 年 2 月 26 日发布的《总局关于解决药品注册申请积压实行优先审评审批的意见》（19 号文）规定："若根据早期临床试验数据，可合理预测或判断其临床获益且较现有治疗手段具有明显治疗优势，允许在完成Ⅲ期临床确证性临床试验前有条件批准上市"，首次明确提及条件审批模式，并对其准入标准及加速机制做出初步规定。

（二）新工具

1. 生物标志物工具

生物标志物（biomarkers）是一类可供客观测定和评价的某种特征性生化指标，通常为特殊小分子、蛋白和核酸序列。测定生物标志物可以获知机体当前所处的生物学状态和进程。生物标志物作为正常生物进程、病理进程或对治疗干预的生物反应指标，用于客观测量和评价的一个特征指标，也是用于判断健康状况、疾病进展、对治疗等干预手段产生反应的生物指标。

生物标志物在药物发现和研发的各个阶段的重要性已经得到普遍认可。在研究和发现阶段，生物标志物可以用于更好地理解导致疾病进展和毒性的途径，生物标志物可以支持药物靶点的选择和先导候选物的鉴定，已进入临床研发阶段。在临床前研究阶段，可以利用生物标志物来评价毒性，进一步了解药物的作用机制,并确定在Ⅰ期临床研究中使用的初始剂量。临床安全性生物标志物通常用于帮助监测药物对器官的毒性,并在药物研发的各个阶段提供药物安全性方面有价值的信息。可以通过基于生物标志物的分层和患者选择来改进Ⅱ期和Ⅲ期临床试验设计。另外,生物标志物可以作为主要临床终点的替代指标,例如替代终点,或为审评主要或次要临床终点提供支持性证据。简而言之,生物标志物可以在药物研发中发挥多种功能,可以应用于药物研发和审评的各个阶段。生物标志物在药物研发过程中的应用如图2-1所示。

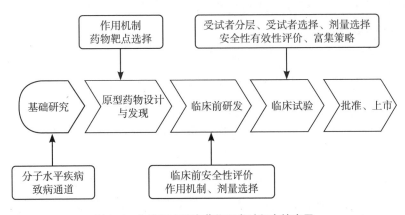

图 2-1 生物标志物在药物研发过程中的应用

2004年,美国FDA发布《创新/停滞:新医疗产品的关键路径上的挑战与机遇》白皮书,详细阐述生物标志物是创新药物研究开发困境中提升新药研发能力的关键因素,首次提出生物标志物可以作为药品研究开发工具(drug development tools,DDT);2005年公布关键路径列表(critical path opportunities lists),提出生物标志物研究主要包括制定验证生物标志物有效性的标准,蛋白质组学或DNA微阵列芯片发现生物标志物的标准,疾病特异性生物标志物的验证,安全性生物标志物以及成像技术用于生物标志物的发现;2006年公布《药物基因组学数据呈报指南草案》明确有效生物标志物的确证准则;联合16家制药企业成立了"药物安全性预测联盟"(Predictive Safety Testing Consortium,PSTC),以克服研究资金和技术方面的障碍;设立跨学科药物基因组学审查小组(IPRG),以对药物开发中的生物标志物进行认证;2012年建立生物标志物质量计划以支持药品评价和研究中心(Center for Drug Evaluation and Research,CDER)对生物标志物数据与信息提交者的监管与评估。此外，由美国各相关研究机构、企业组建的美国国立卫生研究院基金会（Foundation for the National Institutes of Health，FNIH）生物标志物联盟和 ClinXU 协会等，在共享患者样本、数据与下游分析资源等方面建立行业联盟，以推动生物标志物的研究进程。截至 2019 年，已有 8 个生物标志物获得了资格认定，还有一系列生物标志物正在申请资格认定阶段。欧盟 EMA 在 2017 年 7 月 28 日发布了 *Co-development of Pharmacogenomic Biomarkers and Assays in the Context of Drug Development*，即药物开发过程中共同开发药物基因组生物标记物和检测方法指南。该指南就基于预测性生物标志物的测定与药物的开发和生命周期之间的接口提供了建议。

2009 年 EMA 公布了基因组生物标志物准则，详细说明了生物标志物鉴定需提交的内容、报告体例和格式，并于 2010 年底进行更新，发布了药物代谢动力学研究中药物基因组学方法的使用准则。在欧盟 2015 年推出的欧洲药品管理局路线图中明确了欧盟对生物标志物与个性化医疗的支持。EMA 在进行生物标志物鉴定过程中主要关注以下 7 方面内容：①定义适用范围［definition of the context（s）of use（COU）］；②终点的选择［selection of endpoint（s）］；③统计分析计划［statistical analysis plan（SAP）］；④证实临床的实用性［demonstration of clinical utility］；⑤真实标准 / 替代标准［standard of truth / surrogate standard of truth］；⑥适当的分析平台［appropriateness of the analytical platform］；⑦根据监管指导性文件的其他注意事项［otherconsiderations with available regulatory guidance］。

2009 年，日本药品与医疗器械管理局（PMDA）在其临床试验咨询系统中也添加了药物基因组学与生物标志物的内容，以推动国内生物标志物的资格审查。ICH 在有效性指导原则中，也包括了关于药物基因组学及生物标志物资质验证应提交材料的背景、体例以及格式等相关内容。

2. 临床结果评估工具

临床结果评估工具（clinical outcome assessment，COA）认定是对用于在特定 COU 下的充分且良好对照研究中使用的临床获益评估工具，给出已经进行良好界定并经过可靠评估的监管结论。COA 可用于测量患者的症状、总体精神状态或疾病或病症对患者机能的影响。COA 的测量结果可用于证明药品是否提供预期的治疗获益。实际应用中得 COA 是通过明确定义的方法和说明、数据收集的标准方法、评分、分析和对目标患者人群结果解释的方法的组合，COA 可提供治疗获益的直接或间接证据。

COA 共分为四类：患者报告结果工具（patient-reported outcome，PRO），临床医生报告的结果工具（clinicaian-reported outcome，ClinRO），观察者报告结果工具（observer-reported outcome，ObsRO），临床表现结果工具（performance outcome，PerfO）。

截至 2020 年 5 月，已有 6 个临床结果评估工具得到美国 FDA 的资格认定，分别是：①用于慢性心力衰竭症状及对身体功能限制的影响的肯萨斯城心肌病患者生存质量量表（Kansas City Cardiomyopathy Questionnaire，KCCQ）；②用于大于 18 周岁临床诊断重度抑郁症患者症状评价的重度抑郁综合征测量量表（Symptoms of Major Depressive Disorder Scale，SMDDS）；③用于青少年和成人患有轻度至重度持续性哮喘的哮喘症状日记［Asthma Daytime Symptom Diary（ADSD）and Asthma Nighttime Symptom Diary（ANSD）］；④用于成人稳定性慢性阻塞性肺疾病（COPD）症状评估工具［Evaluating Respiratory Symptoms in Chronic Obstructive Pulmonary Disease（E-RS：COPD）］；⑤用于慢性肺病恶化患者慢性支气管炎急性细菌性加重（ABECB-COPD）的慢性肺病恶化评估工具［Exacerbations of Chronic Pulmonary Disease Tool（EXACT）］；⑥用于评价大于 18 岁成人ⅢB 或Ⅳ期非小细胞肺癌患者（NSCLC）症状严重程度的 NSCLC 症状评估问卷［Non-Small cell Lung Cancer Symptom Assessment Questionnaire（NSCLC-SAQ）］。

欧盟 EMA 于 2019 年发布了《2025 监管科学战略》，提出了 COA 资格认定计划，重点关注如下内容：①拟议的 COA 是否填补了关键的临床结果测量缺口，药物开发是否停滞或放缓？②拟议的 COA 是否比当前可用的、可接受的 COA 有显著的改进？③ COA 是否以患者为中心，即在日常生活中，由于缺乏可接受的测量方法而未能在临床环境中对患者日常生活相关和重要的指标进行测量？④在某个特定领域，是否已经在 COA 资格认定计划或其他机制下开展了其他工作？ EMA 将临床结果评估工具重点用于孤儿药的审评，目前正在不断的开发应用中。

3. 动物模型资格认定工具

动物模型为动物物种、挑战剂和产生疾病过程或病理状况的暴露途径的特定组合，其在多个重要方面对应于所研究的人类疾病或病症。动物模型中的挑战剂是指用于诱发动物疾病或状态的化学的、生物的、放射性或核物质。动物模型资格认定计划（Animal Model Qualification，AMQP）特别适用于旨在用于充分、严格的有效性对照研究的动物模型，该研究可作为根据《动物实验法规》开发的证明药物有效性的实质性证据。选择合适的动物模型对于美国FDA审评或许可产品至关重要。其他类型的动物模型，例如用于概念性验证试验或安全性试验的动物模型，不适用资格认定。①动物模型申请人应当提供三方面的基本证明资料；②动物模型中的疾病或状态的自然史与人类疾病相对应；③某一特定动物物种的疾病过程或病理状态在多个重要方面与人类疾病相对应；④动物疾病或症状与人类疾病或关注的情况具有相同或非常相似的致病或毒性机制。

美国 FDA 于 2015 年 10 月颁布的《动物实验法规下工业产品开发指南》（*the Guidance for Industry Product Development Under the Animal Rule*）中提供了有助于动物模型认定的信息，例如动物模型的基本要素、研究设计原则。

4. 基于替代终点的审评决策

替代终点是指一个标志物，如实验室检测指标、影像学指标、物理测量指标或其他测量指标，其本身并不是临床获益的直接测量对象，但已知可用于预测临床获益，可用于支持药物或生物制品的传统审批，或可合理预测临床获益，并可用于支持药品批准。

替代终点实质是用于预测临床效果的有效性生物标志物。在评价新医药产品或已上市产品新适应证的安全性和有效性的临床试验中，通常采用临床终点 / 结局（clinicalend-points/outcomes）或替代终点（surrogate endpoints）测量临床效果。临床终点，即临床结局指标，是反映患者感受、功能、存活特征或变量值的指标。临床终点是最可靠的终点指标。临床终点直接测量患者关键治疗结果指标的改变，即患者的感觉或功能是否改善，或生存期是否延长。当临床结局需要较长时间研究，或者使用替代终点指标表征改善的临床获益指标广为接受时，可用替代终点预测临床效果。

从 20 世纪 80 年代中期开始，美国 FDA 开始关注如何提高药物临床试验数据分析水平。临床试验发起人开始使用生物标志物和替代终点作为临床有效性证据的指标工具，新型临床试验数据分析工具开始逐渐发展起来。替代终点本身不是临床终点，例如胆固醇水平降低、血压降低、T 细胞计数增加等，但是，替代终点能够反映临床结局的改善，例如心脏疾病发作概率降低，AIDS 患者感染可能性降低。1987 年，美国 FDA 依据"胆固醇水平降低"这一替代终点批准首个降血脂的他汀类药物——默克公司的洛伐他汀，是最早使用替代终点获得上市批准的案例。除经过验证的替代终点外，美国 FDA 接受新的替代终点作为不同类型疾病药品的审批证据。2010 年 1 月至 2014 年 12 月 31 日，美国 FDA 批准的 197 个创新药（NME 和新生物制品）中，有 84 个采用替代终点获得上市批准（其中采用标准审批途径的有 67 个，占 79.8%，采用加速批准途径的有 17 个，占 20.2%）。

EMA 根据替代终点与临床效果的相关性和证据积累，将替代终点分为三类：经过验证的替代终点（validated surrogate endpoint）、可能有效的替代终点（reasonably likely surrogate endpoint）、候选的替代终点（candidate surrogate endpoint）。其中，经过验证的替代终点是具有明确作用机制和临床数据，能够有效预测临床效果，申请人可直接作为试验终点以支持药品标准审评途径，而无需有效的额外资料。可能有效的替代终点指具有明确的作用机制，但临床数据不足以证明其具备认定资格，这一类临床终点可用于严重或危及生命疾病药物加速批准途径；候选的替代终点是处于评价状态，不能在药品审批中代替临床终点。

（三）新方法

1. 人工智能

最能体现人工智能（AI）在药学的应用的是化学药的研发上，化学药中 AI 主要用于发现药物靶点、药物筛选、结构优化、合成分析。目前，在美国和加拿大有很多初创企业正在大规模利用人工智能来进行药物研发。此外，人工智能也可用于药物生产方面，利用人工智能，综合各种过程分析技术（气相色谱、质谱、核磁共振谱、近红外光谱、紫外可见光谱、拉曼光谱、荧光光谱），去优化、监控制药生产过程，提高了从生物、化学反应过程，到分离过程、制剂过程的运作效率，符合 QbD 理念。

创新药研发具有研发周期长、研发费用高、研发风险大三大痛点。人工智能可应用于药物研发中的多个场景，帮助提高新药研发的效率和成功率，但值得注意的是，当前我国 AI⁺ 药物研发仍处在起步阶段，发展依然面临诸多挑战。

2. 真实世界研究

真实世界研究是指针对预设的临床问题，在真实世界环境下收集与研究对象健康有关的数据（即真实世界数据）或基于这些数据衍生的汇总数据，通过分析，获得药物的使用情况及潜在获益 - 风险的临床证据（真实世界证据）的研究过程。

随着信息和数据科学技术的快速发展，全球临床医疗和卫生决策正在发生深刻变革。作为重要的新兴领域之一，真实世界数据（RWD）与真实世界研究（RWS），以及基于 RWD 所产生的真实世界证据（RWE）已对医疗卫生决策的各个领域产生了广泛而深远的影响。例如，美国 FDA 对 RWD 和 RWE 高度关注，并制定了相关政策和技术指导意见用于药械评价和监管。尤其是以哨兵计划（sentinel program）为代表的上市后医疗产品监测系统已成为该领域的典范，并被多国效仿。在医保药物遴选和相关政策制定中，以英国国家健康与临床优化研究院（National Institute for Health and Clinical Excellence, NICE）、加拿大药品与卫生技术局（Canadian Agency for Drugs and Technologies in Health, CADTH）为代表的医保决策部门正越来越多地使用 RWE 支持医疗产品的国家医保目录准入决策。以英国 NICE 为代表的国际临床指南机构也越来越多地使用 RWE 用于临床指南制作。

我国 RWD 和 RWS 目前仍处于早期发展阶段，面临诸多挑战和误区。例如：①缺乏对 RWD 和 RWS 体系的顶层设计与构思；②在从源数据到研究型数据库的建设方面，缺乏规范、可行的技术标准；③基于 RWD 开展相关研究过程中，在研究设计和数据分析方面仍然存在众多误区（如不能设对照、不能随机、不合理地调整混杂和无限制地加入变量到预测模型等）；④对 RWE 的评价存在极端化的趋势。一部分人认为 RWE 等级高于传统随机对照试验（randomized controlled trial，RCT）；另一部分人认为低于随机对照临床试验。这些问题很大程度上影响了高质量 RWD 的产生、高质量研究的开展、合理的 RWE 解释与使用，最终降低医疗卫生决策效率。

3. 区块链技术

区块链是一个分布式的共享账本和数据库，具有去中心化、不可篡改、全程留痕、可以追溯、集体维护、公开透明等特点。这些特点保证了区块链的

"诚实"与"透明",为区块链创造信任、奠定基础。利用区块链的这些特点,可以保证创新药溯源数据的真实性与可靠性,实现药品信息的全程实时可追溯,从而确保消费者和监管部门利用溯源码了解药品从生产到使用的全部信息,做到放心使用和全程监控。

比如,由辉瑞和基因泰克公司等制药巨头发起的 MediLedger 项目,正在利用区块链技术,为药品供应链建立一个开放的网络。相关监管法规要求使用可互操作的系统来追踪处方药的整个供应链,所以该项目符合监管法规。此外,Ambrosus 公司针对食品和制药行业,推出了旗舰产品 AMB-net。AMB-net 是一个基于区块链的供应链物联网网络,可以帮助公司定制供应链解决方案。Modum 公司推出的温度传感器 MODsense T1,可用于监测药品供应链,并且符合《药品良好分销规范》(GDP)。

区块链技术确保了传感器数据和其他数字记录的准确性、安全性。BlockVerify 推出了基于区块链的防伪系统。在其提供的解决方案中,使用者可以利用 BlockVerify 标记来记录产品的流通过程。

目前,一些国内药品生产经营企业正在研究区块链技术实践落地,一些国内传统互联网和物流行业公司正在将区块链技术与医药产业相结合,为药企提供区块链解决方案。这些迹象表明,国内"区块链 + 供应链""区块链 + 医药"的新兴生态正处于早期萌芽阶段。药品、医疗器械、化妆品全生命周期监管环节多、技术要求高,非常契合区块链技术"去中心化、多点备份、防篡改、可追溯性"的特点,具有很高的应用前景。

国内也在区块链方向做出很多努力,国家重点研发计划支持的《面向药品现代化监管的智能化服务平台》中,数据采集和流转过程充分嵌入了区块链技术,利用智能合约的手段完成去中心化、多点备份、防篡改和可追溯。

4. 适应性临床设计方法

临床试验中适应设计方法的目的是使研究者能够灵活地识别所研究疗法的最佳临床获益,而不会破坏预期研究的有效性和完整性。

美国 FDA 于 2010 年发布《药品和生物制品的适应性临床试验设计行业指南草案》,2018 年进行更新。该指南将适应性临床试验设计定义为:允许根据试验中受试者的累积性数据对研究设计的一个或多个方面进行修改的前瞻性临床试验设计。美国 FDA 于 2019 年 1 月发布《药品和生物制品的适应性临床试验设计最终指南》指出，虽然建议在实施适应性设计之前要有预先计划，但是根据试验的总数据结果，允许研究计划有所偏离。

适应性设计具有灵活性（flexibility）、完整性（integrity）和合理性（validity）的特点。适应性设计最大的优点是灵活性，通常采用多阶段设计，根据中期分析调整研究方案，不仅可以提高试验的效率，而且可以通过提前终止无效试验、增大优效治疗组的随机化分配比例等方式，使受试者更容易接受有效的疗法，并满足伦理学的要求。而试验的完整性和合理性是适应性设计试验质量的保证。在适应性设计的应用中，试验灵活性的增强不能以损害试验的完整性和合理性为代价，否则试验质量不能得到保证，试验结果的可信度将降低。

与传统试验设计相比，适应性设计具有很多优势。在统计效率方面，适应性设计更容易检测药物真正的疗效，即更大的检验效能。在伦理方面，适应性设计可以通过多种方式提供伦理优势，如尽早终止试验使受试者避免承担不必要风险，并让受试者有机会寻找更好的疗法。在药物疗效方面，适应性设计能够解决通常需要更大的成本才能解决的更多问题。适应性设计还可以提高试验的处理效应。例如，具有适应性剂量选择的试验设计能够更好地估计剂量 - 应答关系，从而使后续试验更有效。在利益相关者方面，受试者更容易接受适应性设计，也更愿意加入采用治疗反应 - 适应性随机化的试验，以便有机会接受更有效的治疗。

（四）新标准

1. 数据标准

研究数据标准描述了交换临床和非临床研究数据的标准方法。这些标准为组织研究数据提供了一致的通用框架，包括用于数据集的模板，用于变量的标准名称，标识适当的受控术语以及使用常见变量进行计算的标准方法。数据标准还帮助美国 FDA 更有效地接收、处理、审查和存档提交的文件。在药物非临床和临床研究阶段，申请者应制定计划向药品监管部门提交标准化研究数据。研究数据标准化计划（SDSP）可帮助药监部门在开发计划的早期阶段识别潜在的数据标准化问题。

美国 FDA 印发了数据标准目录（*Data Standards Catalog v6.6*）和研究数

据技术符合性指南（*Study Data Technical Conformance Guide v4.6*），列出了美国 FDA 支持在监管文件中使用的数据标准和术语，以更好地评估美国 FDA 监管产品的安全性、有效性和质量。此外，美国 FDA 对某些标准和术语具有法定和监管权要求，并在目录中标明了要求的开始日期、需要的日期，要求的结束日期以及信息来源。使用目录中未列出的标准或术语提交数据应事先与原子能机构讨论。

我国国家药品监督管理局也多次发布文件指出数据标准的重要性，如《真实世界证据支持药物研发和审评的指导原则（试行）》（2020 年第 1 号文）中就提到统一的数据标准使递交的资料具有可预测性和一致性，并能与其他数据库之间共享信息。递交的数据应当在数据标准的规划、数据的采集和编码及储存、分析数据的格式、数据的核查和可塑性、电子递交的格式等方面有统一的标准。

2. 毒性限度标准

2019 年，美国 FDA 发布《预测毒理学路线图》（*FDA's Predictive Toxicology Roadmap*），描述了美国 FDA 当前关于毒理学可行方法的想法，以促进新兴毒理学方法、新技术的开发和评估。

药品在生产合成和贮运过程中可能引入一部分遗传毒性杂质，在很低浓度下即可诱导基因突变和染色体损伤，甚至导致癌症并危及生命。ICH 在 2017 年发布的 ICH M7 指导原则中为遗传毒性杂质的确认、研究和控制方法提供了指导性的建议和技术要求，成为今后国际上广泛通行的遗传毒性杂质控制指导性文件。《中华人民共和国药典》（以下简称《中国药典》）2015 年版四部中已收载了《药品杂质分析指导原则》，国家药典委员会于 2019 年及时发布了《遗传毒性杂质控制指导原则（征求意见稿）》。当前，国家药品监督管理局正在推进 ICH M7 在我国的落地与转化。

引起基因突变、染色体断裂或染色体重排的有机杂质被认为是基因毒性杂质，《欧洲药典》及《美国药典》对部分基因毒性杂质的限度进行了明确的规定。根据我国国情需要，国家药典委员会发布的《关于 < 中国药典 >2020 年版四部通则增修订内容的公示》新增内容"遗传毒性杂质控制指导原则审核稿"对药物基因毒性杂质的分类和控制进行了指导，表明我国在原料药以及药物制剂中基因毒性杂质的限度控制上更加严格规范。

药物生殖发育毒性评价主要检测药物对性腺形态与功能、发情周期、交配行为、受孕、妊娠过程、分娩、授乳以及幼仔断乳后生长发育过程的影响。ICH 于 2020 年 2 月发布了《人用药物生殖毒性检测指导原则》S5（R3），与 S5（R2）相比，更为全面、系统，并引入了许多新的评价理念及技术要求，将对药物生殖毒性研究产生重大的影响。

三、创新药监管科学的挑战与发展

1. 新工具、新方法的创新挑战

当前新药研发中所用的评价工具落后是造成新药评审工作艰难和缓慢的重要原因之一。在创新药研发突飞猛进的今天，这些审评工具的更新速度并未与现代科技增长速度相匹配。随着生物标志物、动物模型资格认定、真实世界证据、适应性临床试验设计等新工具、新方法的开发应用，验证、认证过程中各参与者的沟通协作是未来创新药监管科学面临的重要挑战之一。因此，如何加强各制药企业、科研机构与监管部门合作，开发、选择和使用创新药监管新工具、新方法；如何应用现代信息技术，结合大数据与人工智能等现代方法建立智慧监管成为创新药监管科学未来发展的重要保障。

2. 新标准、新制度的规范挑战

创新药监管科学的重要任务之一是法规、制度与标准的制定。创新药的发展需要新标准、新制度的不断提出与完善。我国药品监管科学的研究刚刚起步，现阶段应积极借鉴国际经验，加强与美国 FDA、EMA、PMDA 等监管机构的交流与合作，特别是要加强国外已经建立和发布，而国内还没有关注的法律法规、标准和制度的研究工作，结合我国创新药监管的实际国情，发挥我国特色社会主义制度优势，做好我国创新药新标准和新制度的研究工作。

第五节　仿制药监管科学

一、仿制药监管概述

（一）仿制药的概念

仿制药品是在创新药专利权或者其他独占权到期后生产上市的一种医药产品，系指仿制国家已批准正式生产、并收载于国家药品标准的品种。仿制药应当与被仿制药具有同样的活性成分、给药途径、剂型、规格和相同的治疗作用。仿制药具有降低医疗支出、提高药品可及性、提升医疗服务水平等重要经济和社会效益，促进仿制药替代原研药使用是国际通行做法。

（二）仿制药与创新药监管的差异

仿制药监管是为确保仿制药使用的临床有效性和安全性。仿制药监管比创新药监管更为复杂，因为需要考虑更多的因素。对创新药监管，主要识别已知的或者发现非预期的不良反应，而仿制药需要从生产、关键质量属性、吸收、代谢等所有方面进行广泛调查，还需要进行监测和分析与创新药存在的显著性差异。

（三）仿制药监管改革

早在 2012 年 7 月，美国出台了《仿制药使用者付费法案》，要求制药企业向美国 FDA 支付仿制药申请的审查费和检查设施成本费等，用来帮助美国 FDA 增加资源和人员用于减少积压、缩短仿制药申请安全审查所需的平均时间，使公众能够更快获得安全有效的仿制药，同时增加风险检查。美国仿制药办公室使用补充方法进行仿制药的监管，包括确定合适的数据来源和开发数据分析方法。企业支付的费用用于新方法和新工具的开发，这些有助于确立药物等效标准，有助于仿制药的开发和使用。美国 FDA 通过制定和发布特定产品的开发指南、政策、程序，简化复杂仿制药、首仿药的审评和批准。但是每一种仿制药都有独特的监管因素，还是需要通过不断开发数据资源和方法工具来评估仿制药的替代能力。

为提高中国仿制药的质量，自 2015 年开始，政府出台了一系列促进创新药研发和仿制药质量提升的政策，国务院明确指出加快仿制药一致性评价。一致性评价，狭义上要求仿制药与原研药符合相同的质量标准，广义上要求二者具有相同的活性成分和适应证，药物剂型规格和给药途径相同，符合相同的质量标准，达到生物等效，即药学等效。目前已建立了较为完整的药品监管体系，构建了以药品注册审评、标准制定、检验检测、不良反应监测为重点的技术支撑体系。仿制药监管面临的挑战是政策制定要与临床用药需求相适应，仿制药创新要满足临床用药的可用性和可及性。

为做好仿制药质量和疗效一致性评价工作，国家出台了一系列文件，包括《国务院办公厅关于开展仿制药质量和疗效一致性评价的意见》（国办发〔2016〕8 号）及《总局关于发布仿制药质量和疗效一致性评价研制现场核查指导原则等 4 个指导原则的通告》（2017 年第 77 号），对仿制药质量和疗效一致性评价的研制现场核查、生产现场检查、临床试验数据核查、评价有因检查四个方面给出了指导原则。《总局关于仿制药质量和疗效一致性评价工作有关事项的公告》（2017 年第 100 号），分别对药物一致性的检测和评价方法，对参比目录的选择、确定和程序进行了阐述。如今，我国对一致性评价工作越来越重视，各项政策法规不断出台，一致性评价体系逐渐完善，越来越科学规范，从评价方法、参比制剂、临床试验等方面不断细化，为企业提供指导。

二、仿制药监管的程序

仿制药监管科学是药品监管部门运用的针对仿制药检定、受理、审评、核查、评价、临床应用和决策的一门科学，是仿制药监管决策的基础，以引领、规范、保障和服务仿制药监管。仿制药监管科学研究旨在开发新的工具、标准和方法来评估仿制药的安全性、有效性、质量和性能等。科学监管仿制药，可以使仿制药品安全有效，满足人民健康需要。

（一）检定

药品检验检定结果是审评审批和监督检查的技术证据，科学检定是科学监管的重要基础。检定监管科学在监管科学体系中承担着检验、检测、检定、标准物质和执法依据确定等功能。

检定监管科学的发展源于审评理念和注册检定定位的改变，对于仿制药来说，主要是以仿制药的上市申请为核心，展开相关科学研究和活动。在此基础上产生了新的审评模式和药品注册检定程序，比如：优化审评与检定的衔接，检定前置让原本的上市与检定的串联改为并联；加快上市注册的程序；加强申请人、监管机构之间的沟通；在达到以上标准的情况下提升申请要求和检定工作质量。

目前，国内外的对仿制药的监管还存在任务双向性、衔接性差等问题。未来的工作主要会聚焦以下几个方面：①优化检定流程，使任务单向流动，无停顿和滞后；②优化检定措施，规定申请人和机构各自操作，促进二者沟通；③优化检定实施过程，保持高效的信息传递等。

前置注册检定的实施对仿制药注册上市是一个良好的举措，形成了"前置注册检定、受理时检定、审评中检定、补充申请检定"的单向流程，目标是缩短检定周期和减少停顿滞留的冗余工作。

我国在仿制药一致性评价的过程中也在不断加强检定监管科学理念的深入，在政策上积极引导，并做出如下要求：严格一致性评价审评审批工作，通过一致性评价的药品，纳入下一年度国家药品抽验计划，加大对相关企业的监督检查力度。同时仿制药品的质量除了应满足 GMP 要求外，还应以国家药品标准或经国家药品监督管理局核准的药品质量标准进行检定，包括药学等效、生物等效等。"十一五""十二五"和"十三五"的国家药品安全规划均提出要通过实施"国家药品标准提高行动计划"，通过完善我国药品标准体系，整体提升药品标准和药品质量控制水平，全面保障上市药品的安全、有效，保障公众用药安全的同时，也力争整体提升药品检验队伍的能力水平。

（二）受理

鉴于临床试验和产品申报的专业性和复杂性，使得受理工作数量庞杂、形式琐碎。注册受理不仅是一种行政行为，更是一门科学，是监管科学的重要组成部分。

注册受理是监管科学的守门人，是监管部门与企业沟通的一道桥梁。这要求不仅受理过程要快速、准确，还要对企业的注册材料准备过程提供足够的帮助。

《国务院办公厅关于开展仿制药质量和疗效一致性评价的意见》（国办发〔2016〕8号）规定，化学药品新注册分类实施前批准上市的仿制药，凡未按照与原研药品质量和疗效一致原则审批的，均须开展一致性评价。化学药品新注册分类实施前批准上市的其他仿制药，自首家品种通过一致性评价后，其他药品生产企业的相同品种原则上应在3年内完成一致性评价，逾期未完成的，不予再注册。国内药品生产企业已在欧盟、美国和日本获准上市的仿制药，可以国外注册申报的相关资料为基础，按照化学药品新注册分类申报药品上市。为做好仿制药受理工作，药监局相关机构在先前工作的基础上，制定了详细的工作推进方案、岗位操作规范和要求，明确规定了各个操作环节的工作时限和程序，以保证资料接收工作的质量与效率。

2017年，依据《国务院关于改革药品医疗器械审评审批制度的意见》（国发〔2015〕44号），我国的仿制药由省级食品药品监督管理部门受理、国家食品药品监督管理总局审评审批的药品注册申请，调整为国家食品药品监督管理总局集中受理。2018年，国家药品监督管理局发布了《药物研发与技术审评沟通交流管理办法》，建立了邮件、电话、视频会议、面对面沟通等多样化的沟通渠道。对于仿制药一致性评价研发和审评过程中遇到的问题，申请人可向国家药品监督管理局药品审评中心申请沟通交流或提交一般性技术问题咨询。同时，国家药品监督管理局药品审评中心每周增设多次与申请人面对面咨询机会，当面解决申请人的问题。受理工作相关的沟通交流机制，实现创新药注册申报前（包括临床试验申请前）的有效沟通，从上游环节提高了受理效率。同时相关部门不断完善和优化受理系统，实现受理各环节网上公示、受理进度申请人之窗可查，使受理工作更加公开透明。2019年，国家药监局发布众多征求意见稿，就仿制药注册分类及注册申报资料要求、注册申报程序、申报资料基本要求和审核要点等，进一步明确各类产品的注册受理要求。

2020年，《国家药监局药审中心关于发布〈化学药品注册受理审查指南（试行）〉的通告》（2020年第10号）对不同类型仿制药的受理审查内容进行了界定，更加规范了受理审查工作，体现受理监管科学的进步与发展。同年，《国家药监局关于开展化学药品注射剂仿制药质量和疗效一致性评价工作的公告》（2020 年第 62 号）的发布，对于注射剂仿制药的受理工作又是一次新的挑战。故从仿制药受理工作机制的推进来看，当下如何结合我国监管实际，进一步研究优化仿制药的注册受理环节是受理监管科学的重中之重。一方面，数字化与智能化是未来的发展趋势，受理监管科学主要体现在保证信息安全、审核准确的前提下，不断缩短受理、审查的过程。另一方面，受理监管科学还体现在要强化对企业申报的指导，解放企业的活力，助力企业和监管部门从重复申报、重复审查的泥沼中挣脱，提高一次受理的成功率，实现受理监管的发展与完善。

（三）审评

审评监管科学作为监管科学的重要组成部分，在指导原则、审评规范、提出评审意见和建议、优化评审路径方面发挥了其引导和监管作用。为了推进化学仿制药一致性评价工作进展，该项工作被列为审评第一优先级别，药品审评中心集中相关审评资源，优先审评该类申请。仿制药的审评工作主要由国家药品监督管理局药品审评中心（CDE）完成。化学仿制药一致性评价技术审评涉及的部门包括统计与临床药理学部、化药药学部门、临床部门、合规处及业务管理处，主审报告部门为统计与临床药理学部。受国家药品监督管理局委托，CDE 组织协调省级药品审评部门对仿制药注册申请事项进行技术审评，给出审评意见和建议，并进行质量监督和技术指导。

药物的一致性评价是仿制药审评工作的重点，保证仿制药与原研药的一致性是仿制药审评监管科学的根本要求和最终目的。仿制药的审评监管科学就是对仿制药一致性评价的指导原则、一致性评价的审评规范、一致性评价路径的优化、评审意见和建议的给出起到了引导和规范作用，最终保障和服务于仿制药的审评工作。仿制药的一致性评价是基于变更的风险及对产品安全性、有效性和质量可控性的影响进行评价，主要审评对象是已批准上市的仿制药品、已生产销售但接受所在省局监管的仿制药品、变更的仿制药品，其根本目的是推进已批准上市的仿制药与原研药的质量和疗效一致，提高仿制药的质量。

目前我国的仿制药也已从"仿标准"向"仿产品"转进。仿制药的一致评价涉及原辅料开始、处方工艺等全过程设计管理。因此，审评监管科学也应该覆盖药物生产的全过程。建设完善的仿制药审评监管科学需要不断完善指导原则，优化审评规范和路径，给出更加合理的评审意见和建议，达到实现与原研药质量和疗效一致的目的，从而实现临床用药的可替代，最终实现仿制药满足民众用药需求的初衷。开展仿制药质量和疗效一致性评价工作，完善仿制药审评体系，健全仿制药监管规则，创新仿制药监管方式，对提升我国制药行业整体水平，保障药品安全性和有效性，促进医药产业升级和结构调整，增强国际竞争能力，都具有十分重要的意义。

（四）核查

药品核查监管是监管科学中必不可少的环节，包括研究现场核查、生产现场检查、临床试验核查、有因检查。其目的在于核实申报资料真实性、一致性及药品商业化生产条件，检查药品研制的合规性、数据可靠性等。

2016 年 12 月 21 日，原国家食品药品监督管理总局下发了关于仿制药质量和疗效一致性评价核查的 4 个指导原则，细化仿制药核查的内容：①药品申报中提交的产品生产批次的重要数据完整性；②药品生产过程是否按照药品申报资料中承诺的要求进行生产；③用于生物利用度（或等效性）研究的产品批次或申报提交批次的生产是否遵守 GMP；④用于生物利用度（或等效性）研究的产品批次或申报提交批次的生产中有无进行处方变更或工艺变更；⑤关键临床试验用产品批次与新药申报所提交的批次之间的工艺是否存在显著差异；⑥公司生产设施是否缺乏生产商业批成品药或原料药的能力等。根据《关于调整药品注册受理工作的公告》（2017 年第 134 号）的要求，审评过程中根据药品技术审评中的需求，由国家药品监督管理局食品药品审核查验中心统一组织全国药品注册检查资源实施现场核查。现阶段，为了提高审评效率，药品审评中心采取审评与检查检验"并行"的工作模式，审评过程中尽早提出检查检验需求，由合规处汇总各专业提出的核查要点等资料，分批发函至核查中心进行检查。

一致性评价研制现场核查主要是对药学研究情况（包括处方与工艺研究、样品试制、体外评价等）进行实地确证，对原始记录进行审查，确认申报资料真实性、一致性和数据可靠性，以及研制过程合规性的过程。一致性评价生产现场检查是对申报品种的生产条件和能力及其动态生产过程进行检查，确认相关生产和质量控制活动与申报的处方、生产工艺、生产条件、质量标准的一致性，以及药品生产是否符合《药品生产质量管理规范》要求。一致性评价临床试验数据核查的主要目的是对生物等效性试验和临床有效性试验等临床研究数据开展核查，确认其真实性、规范性和完整性。有因检查是针对一致性评价工作中发现的问题、质疑、举报等情形开展的针对性检查。

我国未来药品注册现场核查的发展趋势，即国家将更加关注现场核查中真实性、合规性、数据完整性，将以更加科学的、严谨的态度开展药品注册现场核查，相关规范性文件将更具科学性、可操作性。在改革仿制药注册核查工作方面，更加侧重开展基于风险的随机抽选核查工作，通过对品种进行合规审查、核查类别与风险等级标注、确定必查和随机抽查品种、线下按照不同比例随机抽选等程序，确定需发起的核查任务。促进药品注册申请人从事药品研究活动应始终秉持科学、严谨的态度，将药品研究建立在真实可靠、客观公正的基础之上。

（五）评价

药品上市后再评价是药品上市前评价的延续，是全面评价药品不可缺少的一个环节。近年来，发达国家药品监管部门纷纷开展相关监管科学研究，关注新的安全性监测评价方法、主动监测模式及新型药物警戒系统，应用先进信息技术，提升药品安全监管能力。

我国监管科学行动计划首批重点研究项目，也涵括了药品上市后安全性监测和评价方法相关研究。新修订的《药品管理法》第十二条第二款更是明确规定："国家建立药物警戒制度，对药品不良反应及其他与用药有关的有害反应进行监测、识别、评估和控制"。可见，实施药物警戒制度，是提升药品安全水平的重大举措，对保障公众用药安全有着至关重要的作用。这也从根本上要求我们加快药物警戒制度建设步伐，积极创新评价监管科学，构建符合我国国情的药物警戒学科体系，培养相关领域的监管人才，强化用药风险的早期发现和早期控制，进一步提升公众安全用药的保障能力，为药品上市后安全监管和药物警戒制度实施提供更有力的技术支撑。我国药品安全主要监管方式有：国家药品评价抽验、药品不良反应监测、药品投诉举报等。

我国药物警戒监管科学研究取得阶段性进展，2019 年 4 月 30 日，国家药监局正式启动实施中国药品监管科学行动计划，并确定"上市后药品的安全性监测和评价方法研究"等首批 9 个重点研究项目，拟通过监管工具、标准、方法等系列创新，制定一批监管政策、审评技术规范指南、检查检验评价技术标准等规范性文件，有效解决影响和制约药品创新、质量等的突出性问题，加快实现药品治理体系和治理能力现代化。"上市后药品的安全性监测和评价方法研究"项目第一阶段主要针对真实世界数据在上市后药品的安全性监测和评价的适用范围、应用价值、伦理风险及实践可行性，构建真实世界数据用于上市后药品安全性监测评价的研究设计、质量控制、证据评价等基本原则，开展基于真实世界数据的药品严重过敏反应或脏器损害的实证分析。评价的维度和要素主要有：药学特性、有效性、安全性等。

各级药品监督管理部门应围绕加强药品不良反应监测评价体系和能力建设目标，从组织领导、经费保障、责任落实等方面切实加强保障工作，加快构建以药品不良反应监测机构为专业技术机构，持有人和医疗机构依法履行相关责任的"一体两翼"工作格局，要始终把确保人民群众健康权益放在首位，坚持科学化、法治化、国际化、现代化的发展方向和职业化、专业化的建设要求，持续加强药品不良反应监测评价体系建设，不断提高监测评价能力，全面促进公众用药安全。

（六）临床应用

仿制药品的安全性和有效性，需要在临床应用中接受进一步检验，在临床实践里得到更大样本量的临床验证。从监管科学角度而言，仿制药品的临床应用阶段也应视为一个重要的监管环节，发挥不可替代的重要作用。

近些年来，各国政府都在尝试通过制定相关政策和设定目标，推进仿制药的使用。欧美等发达国家极力推广使用仿制药有其基本的前提，即基于对仿制药临床疗效、质量以及安全性的保障与自信。我国在过去很长一段时间里，仿制药研发存在参比制剂要求不规范，临床试验监管不严格，技术评价体系不健全等诸多问题，直接导致仿制药质量参差不齐。

2012 年 11 月 1 日，原国家食品药品监督管理局药品审评中心通过其官网发表新闻"药审中心网站开通《药物临床试验登记和信息公示平台》（试运行）"。2013 年 9 月 6 日，原国家食品药品监督管理总局发布《关于药物临床试验信息平台的公告》（2013 年第 28 号），强制要求凡获国家食品药品监督管理总局临床试验批件并在我国进行临床试验（含生物等效性试验、PK 试验及Ⅰ、Ⅱ、Ⅲ、Ⅳ期试验等）的，均应在平台进行登记与信息公示。公告中对登记时限等提出明确要求。2015 年发布《关于化学药生物等效性试验实行备案管理的公告》（2015 年第 257 号），生物等效试验调整为备案管理。

如今，我国的药品监管科学研究正在加速推进，仿制药品的临床应用监管科学也愈加受到重视。2020 年 4 月 30 日，国家药监局和药品审评中心发布多个药品注册相关的征求意见稿。征求意见稿对境外已上市境内未上市药品的仿制药临床试验要求有了新的方向，对于一直以来困惑的新三类药品临床试验怎么做有了解答。需考虑原研药品临床评价结果及制剂学两个方面的因素。基于原研药品临床评价的结果，开展必要的中国患者人群临床试验的考虑与原研药品临床试验要求考虑一致。这意味着新三类仿制药的临床数据可以"参照"境外已上市的原研药，是否需要补制剂学和临床研究资料，取决于境外上市原研药品的研发质量。临床应用不仅是医疗产品安全性和有效性的试金石，临床实践和研究中产生的真实世界数据，还可以作为产品上市注册的依据。

推进仿制药品临床应用监管科学需要各方共同做出更多努力，打造中国特色的医药转化学科体系，培养医、药、管理复合型人才，才能更好地以临床需求为导向研发创新仿制药，更充分地在临床实践中监测和评价仿制药，从而进一步保障产品安全有效。

（七）决策

鉴于仿制药研发和审计标准不断提高，为满足公众用药需求和产业发展需要，决策监管已经从"有药可用"向"有好药用"转变。同时为了推动供给侧结构性改革、医药产业高质量发展，需对已上市的化学仿制药，未按照与原研药质量和疗效一致原则审批的品种均需开展一致性评价。

专家咨询制度是现代决策咨询系统中的一个重要组成。在党的十六大报告中提出了"完善专家咨询制度，实行决策的论证制和责任制，防止决策的随意性"，十七大报告中提出了"推进决策科学化、民主化，完善决策信息和智力支持系统"。有研究表明，随着国民经济和社会的发展、知识的不断更新以及公众对药品安全的普遍关注，药品安全监管工作将越来越依赖于专家的技术支持。加强对药品安全监管专家咨询决策服务机构自身的管理，是确保药品安全监管部门作出决断的科学性和公平性的重要前提，也能为药品安全技术监督机构和行政监管部门赢得社会公众的信赖。

药品监管存在犯Ⅱ类错误的风险，Ⅱ类错误又叫"纳伪"错误，指在进行假设检验时，原假设不正确，然而接受（不能拒绝）原假设的错误。在进行监管决策时，监管机构对某些药品作出批准的决定过于匆忙，过后多数结果证明这个决定是错误的，此类型的错误是监管机构的噩梦。但也不应该忘记犯Ⅰ类错误的风险，Ⅰ类错误又叫"弃真"错误，指拒绝了实际上成立的、正确的假设。某些申请的被拒绝，证明监管机构过于谨慎，过于规避风险。当对证据存在较大疑问时，监管机构往往采取相对安全的方式，原因是有充分理由，但并非总是如此。监管机构也越来越认识到，为了让患者获得新的和有希望的治疗选择，不要过度规避风险。

监管决策的实际情况表明，这并不总是一个简单的"是"或"否"的问题。EMA网站上的欧洲公共评估报告可看到在以多数票为基础而不是以一致同意批准产品的情况下，这一情况表现得非常明显。即使在EMA进行了冗长而深入的讨论之后，人用药品委员会的各个成员根据相同的科学数据得出了不同的结论。在美国FDA和其他监管机构的某些报告中也有同样的情况。监管科学的目标之一就是要弄清楚这些决策过程的动态，了解哪些因素促成某一监管结果，并找出需要哪些证据能帮助做出明智合理的决策。由此，监管科学包括行为科学、决策理论和创新科学。但除了监管决策之外，还有一系列与整个监管体系相关的问题，包括如何与卫生技术评估保持一致、与民众和社会对话，以及监管激励制度对行业的激励作用。

综上，对于仿制药一致性评价的监管科学，除了要在仿制药检定、受理、审评、核查、评价、临床应用和决策等方面下功夫，还需要监管方综合施策，调动企业开展评价的积极性，以满足公众临床用药需求为目标，稳步推进一致性评价。未来仿制药的一致性评价工作也将从进一步加快一致性评价审评审批、加快推进参比制剂目录遴选、进一步探讨生物等效性豁免品种、逐步开展非口服制剂一致性评价等方面继续进行监管科学的研究与探索。推进仿制药药品监管科学，是加快推进我国从制药大国向制药强国迈进的迫切需要，是全面提升我国药品治理体系和治理能力现代化的迫切需要，是实现药品高质量发展和高效能治理的迫切需要，更是推进健康中国建设，更好保护和促进公众健康的迫切需要。

参考文献

[1]李菲菲，吴倩文，顾昱昊，等.中医药防治新冠肺炎疫情现状引发的对中药监管科学的一些思考.中国食品药品监管，2020，3（194）：10-21.

[2]Marx JL. The yin and yang of cell growth control. Science, 1986, 232（4754）：1093-1095.

[3]Editorial. Essence of harmony. Nature Immunology, 2005, 6（4）：325.

[4]Mueller K. Inflammation. Inflammation's yin-yang. Introduction. Science, 2013, 339（6116）：155.

[5]Normile D. Asian medicine. The new face of traditional Chinese medicine. Science, 2003, 299（5604）：188-190.

[6]Lefrançais E, Ortiz-Muñoz G, Caudrillier A, Mallavia B, Liu F, Sayah DM, Thornton EE, Headley MB, David T, Coughlin SR, Krummel MF, Leavitt AD, Passegué E, Looney MR. The lung is a site of platelet biogenesis and a reservoir for haematopoietic progenitors. Nature, 2017, 544（7648）：105-109.

[7]Cyranoski D. Why Chinese medicine is heading for clinics around the world. Nature, 2018, 561（7724）：448-450.

[8]Editorial. The World Health Organization's decision about traditional Chinese medicine could backfire. Nature, 2019, 570（7759）：5.

[9]陈新，温宝书.《药品管理法》中药物警戒制度实施的思考［J］.中国药事，2019，33（11）：1217-1221.

[10]范晓娜.《易经》中的管理思想探析［J］.科技信息，2014（6）：148.

[11]罗琼，柳长华，成莉，顾漫.《神农本草经》在我国药物规范历史中的地位探讨［J］.北京中医药，2015，34（1）：29-31.

[12]罗琼.本草文献药物规范的历史研究［D］.北京：中国中医科学院，2011.

[13]刘爱芳.论孙思邈对药学的贡献［J］.湖北中医杂志，1989（1）：28-29.

[14]谢新年，郑岩，谢剑鹏.《新修本草》成书概要及其学术价值［J］.中医学报，2010，25（6）：1235-1236.

［15］唐廷猷.宋代官药局成药标准《太平惠民和剂局方》［J］.中国现代中药，2015，17（5）：413-417.

［16］钱超尘，温长路.对张子和及其《儒门事亲》的考辨［J］.河南中医，2007（1）：26-30.

［17］丁艳蕊.论《本草纲目》分类体系的科学性［J］.湖北中医学院学报，2009，11（4）：63-65

［18］郝保华，张寒.明代《御制本草品汇精要》的学术价值［J］.西北大学学报（自然科学版），2005（4）：484-486.

［19］关新军，王娅玲.《本草害利》的药物"害利"理论及其价值浅析［J］.中华中医药杂志，2015，30（9）：3134-3136.

［20］谢世平，程传浩.当代中医药事业发展与国家中医药政策法规演变的探讨［A］.中华中医药学会中医药文化分会.第十五届全国中医药文化学术研讨会论文集［C］.中华中医药学会中医药文化分会：中华中医药学会，2012：5.

［21］韩洪洪.改革开放以来党和国家重视、发展中医药事业述论［A］.中共中央文献研究室科研管理部.中共中央文献研究室个人课题成果集2013年（下）［C］.中共中央文献研究室科研管理部，2014：17.

［22］Ernest Spitzer, Christopher P Cannon, Patrick W Serruys. Should Real-world Evidence Be Incorporated into Regulatory Approvals［J］. Expert Opinion on Drug Safety, 2018, 17(12)：1155-1159.

［23］Sherman R E, Davies K M, Robb M A, et al. Accelerating Development of Scientific Evidence for Medical Products within the Existing US Regulatory Framework［J］. Nature Reviews Drug Discovery, 2017, 16：297-298.

［24］白锐，黄丹.基于多源流理论的《中华人民共和国疫苗管理法》的政策议程分析［J］.医学与社会，2020，33（7）：22-27.

［25］宋华琳.疫苗管理的体系建构与法律制度创新——《中华人民共和国疫苗管理法》立法解读［J］.中国食品药品监管，2019（7）：4-12.

［26］高国彪.创新助力临床真实世界数据研究在乐城先行区的应用试点［J］.中国食品药品监管，2020（11）：6-13.

［27］沈传勇.推进监管科学研究　保障药物警戒制度实施［N］.中国医药报，2020-08-14（001）.

［28］刘文龙,赵靖,李原华,等.中药宏观质量的评价与控制理论体系的建立与应用研究
　　　［J］.中草药,2021,52（3）:613-620.

［29］刘昌孝.药品监管科学发展十年（2010—2020）回顾［J］.药物评价研究,2020,43
　　　（7）:1197-1206.

［30］王军志.我国生物药监管科学的发展概述［J］.中国新药杂志,2018,27（21）:2465-
　　　2471.

［31］陆悦,落楠,蒋红瑜,等.唱响智慧与监管的"奏鸣曲"［N］.中国医药报,2020-12-14
　　　（002）.

［32］孔繁圃.创新监管思路 推动纳米类药物产业发展［N］.中国医药报,2020-07-17
　　　（001）.

［33］孔繁圃.开拓细胞和基因治疗产品监管新思路［N］.中国医药报,2020-06-22（001）.

［34］陆悦,落楠,蒋红瑜,等.唱响智慧与监管的"奏鸣曲"［N］.中国医药报,2020-12-14
　　　（002）.

［35］黄玉兰.国内外药品上市许可制度的比较［J］.华西药学杂志,2017,32（3）:330-
　　　332.

［36］丛佳.日本医药品等的委托生产［J］.中国药事,1990（S1）:60-65.

［37］Keene Daniel, PriceClare , Shun - Shin Matthew J, et al. Effet on cardioascular risk of high
　　　density lip- oprotein targeted drug treatments niacin, fibrates , and CETP inhibitors : meta
　　　— analysis of randomised controlled trials including 117, 411 patients［J］. BMJ（ Clinical
　　　research ed. ）, 2014: 349.

［38］S Amur, L LaVange, I Zineh, et al. Biomarker Qualification : Toward a Multiple Stakeholder
　　　Framework for Biomarker Development, Regulatory Acceptance, and Utilization ［J］.
　　　CLINICAL PHARMACOLOGY & THERAPEUTICS, 2015, 98（1）: 311.

［39］刘伯炎,王群,徐俐颖,等.人工智能技术在医药研发中的应用［J］.中国新药志,
　　　2020, 29（17）: 1979-1986.

［40］Behrman RE, Benner JS, Brown JS, et al. Developing the sentinel system-a national resource
　　　for evidence development. N Engl J Med, 2011, 364（6）: 498-499.

［41］Makady A, Ham RT, de Boer A, et al. Policies for use of real-world data in health technology
　　　assessment（HTA）: a comparative study of six HTA agencies. Value Health, 2017, 20（4）:
　　　520-532.

［42］Malone DC, Brown M, Hurwitz JT, et al. Real-world evidence: useful in the real world of US payer decision making? How? When?And What Studies? Value Health, 2018, 21（3）: 326-333.

［43］Oyinlola JO, Campbell J, Kousoulis AA. Is real world evidence influencing practice? A systematic review of CPRD research in NICE guidances. BMC Health Serv Res, 2016, 16: 299.

［44］孙鑫, 谭婧, 唐立, 等 . 重新认识真实世界研究［J］. 中国循证医学杂志, 2017, 17（2）: 8-12.

［45］桑凌岳, 丁薇丽, 周立新 . 区块链技术在药品智慧监管的应用与思考［J］. 中国医药刊, 2020, 22（9）: 659-660.

［46］Chow Shein - Chung, Chang Mark. Adaptive design methods in clinical trials - a review［J］. Orphanet Journal of Rare Diseases, 2008, 3（1）: 38-41.

［47］衡明莉, 王北琪, 王骏 . 对美国 FDA 适应性设计指导原则的介绍［J］. 中国临床药理学杂志, 2019, 35（2）: 1316-1320.

［48］Bercu JP, Dobo KL, Gocke E, et al. Overview of GenotoxicImpurities in Pharmaceutical DevelopmentjJ］. Int J Toxicol, 2009, 28（6）: 468-478.

［49］Mcgovern T, Jacobson-Kram D. Regulation of genotoxic and carcinogenic impurities in dug substances and products［J］. Trac Trends Anal Chem, 2006, 25（8）: 790-795

［50］张芮腾, 青旺旺, 廖星星, 等 . 药物中基因毒性杂质检测方法研究进展［J/OL］. 中国医院药学杂志: 1-9［2021-02-09］.

［51］谢金平, 邵蓉 . 日本仿制药促进政策研究及启示［J］. 卫生经济研究, 2020, 37（4）: 57-59+63.

［52］向金莲 . 开展仿制药质量一致性评价的现状和意义［J］. 中国药物经济学, 2017, 12（7）: 17-18+34.

［53］胡宇, 宗欣, 于淼, 等 . 我国仿制药一致性评价政策环境现状分析［J］. 中国药物评价, 2020, 37（5）: 321-326.

［54］刘昌孝 . 关注世界医药创新发展和监管改革［N］. 中国科学报, 2018-02-22（006）.

［55］马志爽, 李勇 . 仿制药一致性评价国内外研究进展［J］. 中国药物评价, 2018, 35（4）: 288-291.

［56］刘昌孝 . 药品监管科学发展十年（2010—2020）回顾［J］. 药物评价研究, 2020, 43（7）: 1197-1206.

［57］边界.一致性评价核查指导原则四连发［N］.医药经济报,2016-12-26（008）.

［58］沈传勇.推进监管科学研究保障药物警戒制度实施［N］.中国医药报,2020-8-14（001）.

［59］王宏伟,申玉华,姜英子.我国药品上市后质量安全主要监管方式分析［J］.智慧健康,2020,6（4）:16-17+27.

［60］赵志刚,董占军,刘建平.中国医疗机构药品评价与遴选快速指南［J］.医药导报,2020,39（11）:1457-1465.

［61］白小空.CDE重磅发文境外创新药、改良药等将迎来政策利好［EB/OL］.新浪网,2020-05-18A.

［62］王春花,王广平.基于专家咨询制度的药品安全监管科学决策机制研究［J］.中国药业,2013,22（2）:4-6.

［63］Hubert G. Leufkens. Regulatory science: Regulation is too important to leave it to the regulators［J］. Br J Clin Pharmacol, 2019: 1-2.

第三章

医疗器械监管科学

第一节　概述

一、医疗器械监管概述

医疗器械是保障人民健康的必需品和健康产业的重要物质基础。近年来，人口老龄化，经济发展带来的生活水平提高，以及科学技术的迅猛发展，推动着医疗器械行业快速发展。一方面，医疗器械行业持续增长，正在成长为世界经济的支柱性产业之一和我国国民经济的新增长点。另一方面，医疗器械产业和创新技术及其行业结构正在发生革命性变革。大量现代科学技术前沿成果的汇集，使医疗器械创新产品不断涌现，研究与检验手段日新月异。这都给医疗器械监管工作带来新的挑战。

（一）医疗器械分类与风险分级监管

医疗器械的产品形式和作用于人体的方式与药品、化妆品有着显著的区别，这也意味着医疗器械监管的内涵明显区别于药品、化妆品。医疗器械是指直接或者间接用于人体的仪器、设备、器具、体外诊断试剂及校准物、材料及其他类似或者相关的物品，包括所需要的计算机软件。其效用主要通过物理方式获得，不是通过药理学、免疫学或代谢的方式获得，或者虽有这些方式参与但只起辅助作用。其目的包括：①疾病的诊断、预防、监护、治疗或者缓解；②损伤的诊断、监护、治疗、缓解或者功能补偿；③生理结构或者生理过程的检验、替代、调节或者支持；④生命的支持或者维持；⑤妊娠控制；⑥通过对来自人体的样本进行检查，为医疗或者诊断目的提供信息。从医疗器械的定义我们可以看出，医疗器械具有临床应用涵盖面广、涉及技术领域复杂、产品形式极其多样的特点。因此，医疗器械的监管工作同样面临这样的复杂性。

风险分级管理则是医疗器械监管的基础，2017年5月修订的《医疗器械监督管理条例》特别强调了风险管理在医疗器械全过程监管中的极端重要性。医疗器械风险管理的目的是尽可能的降低风险，并将风险控制在安全的（即可接受的）范围内，降低医疗器械给患者、操作者可能带来的伤害的严重程度和（或）发生概率。医疗器械风险管理往往通过"制定可接受性准则""与风险可接受性准则进行比较"和"风险/获益分析"来实现风险评价；当风险被评价为不可接受时，应采取措施降低或控制风险；完成控制后继续重复评价剩余风险，并进行必要的控制，直至所有风险可接受为止。在实践中，由风险分析、风险评价、风险控制和风险反馈四个部分组成的风险防控体系正在医疗器械监管中发挥着重要作用（图 3-1）。

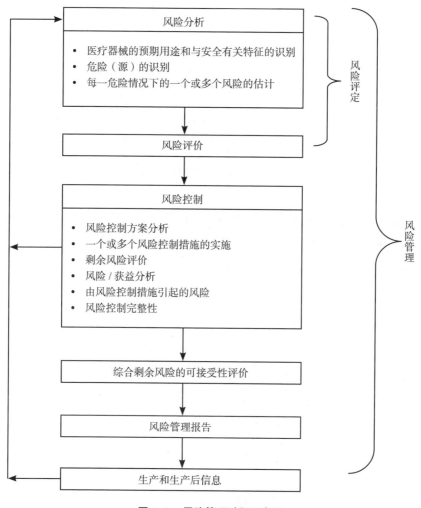

图 3-1　风险管理过程示意图

医疗器械领域的风险分类主要通过对"严重度水平"和"概率分级"的综

合分析来划分，而医疗器械的风险分类管理体现为：一是依据风险程度对医疗器械分类管理（表 3-1）；二是对医疗器械经营单位分级监管（表 3-2）。

表 3-1　医疗器械分类管理

分类	风险程度	管控措施
第三类医疗器械	较高风险	采取特别措施严格控制管理
第二类医疗器械	中度风险	严格控制管理
第一类医疗器械	低风险	实行常规管理

表 3-2　医疗器械经营单位分级监管

分类	风险程度	实施对象
三级监管	最高风险级别	医疗器械经营环节重点监管目录涉及的经营企业 为其他医疗器械生产经营企业提供贮存、配送服务的经营企业 上年度存在行政处罚且整改不到位和存在不良信用记录的经营企业
二级监管	一般风险级别	主要对象为除三级监管外的，经营第二、三类医疗器械的批发企业
一级监管	较低风险级别	主要对象为除二、三级监管外的其他医疗器械经营企业

医疗器械的风险存在于研究、生产、流通、使用等各个环节，因此医疗器械的风险管理应该涵盖器械的全生命周期，其监管应当覆盖医疗器械的全链条，包括上市前和上市后的风险管理。医疗器械上市前是指医疗器械产品的研制、生产、经营阶段，是构成产品风险来源的主要阶段。目前国内大部分企业已经开展上市前的风险管理工作（图 3-2）。医疗器械上市后风险管理主要是对医疗器械信息进行收集、评价、干预、控制、预防以及与上市前批准各个环节紧密联系的过程（图 3-3）。

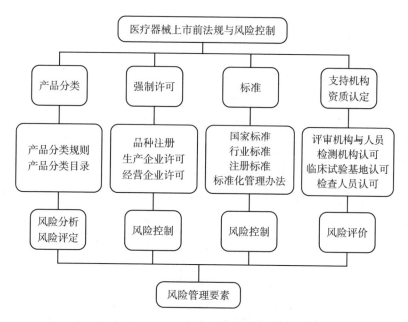

图 3-2　医疗器械上市前法规与风险管理关系图

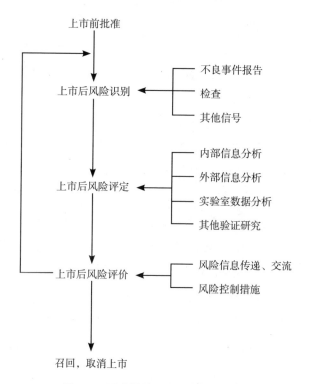

图 3-3　医疗器械上市后风险管理流程

（二）新技术应用现状

进入新世纪以来，新技术、新产品不断涌现，特别是以新材料技术、人工智能等为代表的新兴技术正在蓬勃发展。医疗器械作为新技术高度集成的发展领域，在新世纪涌现出一大批创新技术与产品。以第三代生物材料、人工智能、5G 技术为代表的新兴领域，为医疗器械创新产品的发展带来技术动能，并深刻影响着新产品的作用机制、产品形态，并进而影响着疾病的预防、诊断和治疗。为了释放这些创新成果的转化潜能，迫切需要进一步完善我们的监管体系，使其不仅能确保医疗产品的安全性和有效性，保障公共健康，还能够激发医疗企业在治疗方法和干预措施上的研发创新活力。新技术的兴起对监管机构的能力提出了更高的要求，带来了全新的挑战。市场变化往往要先于监管，作为规范产业创新和发展的必要手段，监管工作应当及早储备，不断填补知识和能力的空隙。以严格的科学研究和支持数据为基础，通过推进监管科学，应用先进工具和有效方法来确保医疗器械的安全性和有效性，并满足患者的卫生需求，已然成为全球发展趋势。

创新型医疗器械因其新材料、新设计、新功能，也因为人工智能、大数据等新技术的开发，使其具备创新性、前沿性、交叉性、跨界性等特点，医疗器械产品创新技术及医疗器械行业结构正在发生革命性变革。大量新技术开始应用于创新医疗器械与临床治疗方法，如对于人体损坏组织及器官的修复与替换已从简单的形态和力学功能的修复发展到再生人体组织或器官、个性化和微创伤精准治疗；对于疾病的诊断已从病理组织形态及一般性生化检验发展到高精度的分子影像及基因诊疗；纳米技术和纳米机器人的发展为肿瘤、心脑血管疾病治疗开拓了新的空间；增材制造技术已用于医疗器械的制造，并向生物 3D 打印发展，以实现体外制造人体组织和器官的梦想；互联网、大数据、人工智能技术已进入医疗器械售前售后的实时监管、风险预测和评估；真实世界与模拟技术的结合正在改变医疗器械临床试验的规模和周期，加速创新产品的临床转化；转基因和 DNA 合成技术将缓解器官移植供体匮缺的难题；可穿戴柔性生物电子器件，智能手机和云端软件的结合，对医疗模式的革新正在产生巨大影响。

这些改变都给现有的监管能力和水平带来重大挑战。如何基于已知科学证据，识别超出现有科学边界的未知风险；如何在保证医疗器械安全、有效的前提下，优化测试检定标准、优化审查指导原则，优化审评流程，促进医疗器械创新；如何通过监管前移和加强上市后监管，实现针对医疗器械产品的全背景、全要素、全指标体系、全生命周期的连续监管；医疗器械是全球流通的特殊商品，如何充分了解国际产品监管的动态变化，通过加强监管协同工作意识，积极推进全球监管协同；如何在面临重大公共卫生事件时，即使在没有完整全面的科学证据的情况下，对监管的产品进行安全性与有效性评估，识别其风险，并做出科学审评与监管决策。这些均呼吁建立和建设医疗器械监管科学体系，为解决以上问题提供新的思路与方法。

（三）医疗器械监管科学发展现状

目前，我国医疗器械产业发展态势良好，一是整个产业持续保持高速增长，远远高于国民经济的整体发展水平。二是创新发展的势头非常迅猛，特别是在临床上有一大批中高端的医疗器械实现了国产化，逐步替代进口产品。医疗器械企业的创新能力不断增强。在良好的势头下，相关创新产品上市慢、上市后监管难等问题比较突出，如何通过监管科学的研究和手段，加快器械领域创新研究成果转化、加强产品上市后监管非常必要且紧迫。当前我国医疗器械监管的制度体系正在以《医疗器械监督管理条例》的修订为契机进行重塑，医疗器械监管制度的科学性将得到明显加强。虽然近年来我国医疗器械行业发展迅速，但仍存在行业整体规模不大、企业创新水平仍然较低、监管队伍创新水平和整体实力有待提升等诸多挑战。如何通过医疗器械监管科学的不断深入，促进行业的长远健康发展，是我们所需要思考的深层次问题。

医疗器械监管工作包括产品注册、产品监管以及产品风险管控等多项工作。医疗器械监管是医疗器械行业重要的政府行为，一方面需要为人民群众生命健康把好关，另一方面应当促进和引领医疗器械行业不断创新与发展。2018年8月，我国首次召开医疗器械监管科学相关会议，提出创建中国特色医疗器械监管科学体系，并将其列为国家药品监督管理局工作的重点和抓手。2019年，国家药品监督管理局全面启动监管科学行动计划，并于当年首批成立两个"国家药品监督管理局医疗器械监管科学研究基地"，分别于4月、12月在四川大学和华南理工大学正式挂牌成立。之后，在2020年陆续挂牌成立"北京大学国家药品医疗器械监管科学研究院""中国医学科学院国家药品医疗器械监管科学研究院""海南省真实世界数据研究院国家药品监督管理局药品医疗器械监管科学研究基地"等与医疗器械相关的监管科学研究基地和研究院。监管科学是服务、引领、规范和支撑监管的一门高度交叉融合的新学科。随着我国医疗器械监管体系和监管能力现代化进程加快，不断对优化监管效能、储备监管人才、构建服务监管决策的科学技术知识体系提出更高的要求。多个监管科学基地设立了医疗器械监管科学学科及研究方向，并为本科生和研究生开设了医疗器械监管科学相关课程。目前在国家药品监督管理局的大力支持下，各研究基地针对当前医疗器械监管难点和痛点问题，全面开展医疗器械监管科学基础理论研究和应用研究。

医疗器械监管必须要以人民群众生命健康为中心，在医疗器械全生命周期监管中严格落实"四个最严"的要求。保障医疗器械安全责任重大，应当规划并推动监管科学研究。监管科学是连接前沿科技和开发更安全有效的新型医疗器械之间的纽带，是架在医疗器械科学监管和产业创新发展之间的桥梁。发展监管科学是产业创新的内在要求。通过发展监管科学、推进监管科学研究，跟踪科技发展的趋势，提前布局新工具、新方法、新标准等监管工具，深入探究高效监管模式和方法用于评估和批准创新医疗器械，鼓励创新，确保安全。同时通过细化研究优化新型医疗器械技术审评要求，明确需要的科学研究和数据要求。监管科学具有应用性、综合性、决策性、前瞻性、主动性等特点，目的是为监管决策提供科学依据、方法、工具与标准。通过管理科学，加快推进支持产品质量提升的路径。最终通过监管科学研究，在监管工作中引入科学、与时俱进的方法与工具，以科学的态度、专业的精神，加强医疗器械全生命周期的风险防控，提高医疗器械质量安全水平。

医疗器械监管科学在医疗器械产品全生命周期涉及的检定、受理、审评、核查、风险评价、临床应用、决策等领域中，通过产出新工具、新方法、新标准，发挥服务、引领、规范和支撑作用，并助力相关政策的改革与完善。医疗器械监管科学未来的目标是，开展监管科学理论、技术发展、趋势及法律问题的研究，保证技术审评不落后于医疗器械新技术发展水平，确保在热点以及新兴领域提前形成相关审评要求，应对科学技术快速发展趋势下对审评工作带来的挑战与机遇。

二、医疗器械监管创新与监管科学

（一）医疗器械监管制度创新

目前我国在医疗器械，特别是高端医疗设备领域，创新产品在政策支持下稳步推进，高值耗材"国产化"程度逐步提高。

2021 年 3 月 18 日，国家药监局官网发布《医疗器械监督管理条例》（以下简称《条例》）。《条例》明确，国家制定医疗器械产业规划和政策，将医疗器械创新纳入发展重点，对创新医疗器械予以优先审评审批，支持创新医疗器械临床推广和使用，推动医疗器械产业高质量发展。国家完善医疗器械创新体系，支持医疗器械的基础研究和应用研究，促进医疗器械新技术的推广和应用，在科技立项、融资、信贷、招标采购、医疗保险等方面予以支持。支持企业设立或者联合组建研制机构，鼓励企业与高等学校、科研院所、医疗机构等合作开展医疗器械的研究与创新，加强医疗器械知识产权保护，提高医疗器械自主创新能力。此外，对在医疗器械的研究与创新方面做出突出贡献的单位和个人，按照国家有关规定给予表彰奖励。《条例》落实医疗器械注册人、备案人制度，强化企业主体责任。规定注册人、备案人应当建立并有效运行质量管理体系，加强产品上市后管理，建立并执行产品追溯和召回制度，对医疗器械研制、生产、经营、使用全过程中的安全性、有效性依法承担责任。《条例》落实"放管服"改革举措，鼓励行业创新发展。将医疗器械创新纳入发展重点，优化审批、备案程序，对临床试验实行默示许可，缩短审查期限，实行告知性备案。《条例》完善监管制度，提高监管效能，加强监管队伍建设，建立职业化专业化检查员制度，丰富监管手段，进一步明确部门职责分工，加强对医疗器械使用行为的监督检查。《条例》加大惩处力度，提高违法成本。落实"处罚到人"要求，加大对违法单位的行业和市场禁入处罚力度，大幅提高罚款幅度。

此外，在促进医疗器械创新与国产化方面已在实施的监管政策改革还包括：①制定并实施创新医疗器械特别审批程序，加快创新器械的注册速度。具有我国发明专利，在技术上属于国内首创，而且在国际领先，具有显著临床应用价值的医疗器械进入特别审批通道，进行优先审批。通过早期介入、专人负责、全程指导，在标准不降低、程序不减少的情况下予以优先审评审批。②对临床急需等产品采取优先审批，加快产品上市，包括国家科技重大专项、重点研发计划涉及的医疗器械，诊断或者治疗罕见病、恶性肿瘤、老年人特有和多发疾病以及专门用于儿童的医疗器械，临床急需的医疗器械，这些情形的医疗器械予以优先审批。③实施医疗器械注册人制度，将产品注册和生产许可解绑，极大促进创新研发的活力，优化资源。④落实国务院"放管服"改革，实施医疗器械注册电子申报，进一步提升审评效率。

（二）医疗器械监管工具创新

自 2009 年 11 月发布《医疗器械技术审评指导原则制修订管理办法》后，国家药品监督管理局医疗器械技术审评中心作为指导原则制修订的技术组织机构，开始正式规范性制定、发布指导原则。根据医疗器械指导原则的内容主体，可将其分为产品类指导原则和通用类指导原则。其中，产品类指导原则就一类或一个产品的注册申报情况予以说明；通用类指导原则对多个产品的共性问题予以说明。近五年来，医疗器械指导原则的制定数量逐年增加，截至 2020 年 11 月，共发布医疗器械指导原则 284 条。其中，通用指导原则 26 项，产品指导原则 258 项，涵盖了有源医疗器械、无源医疗器械、体外诊断试剂等多项产品，涉及医疗器械的样品名称、理化性能、临床评价等多个方面的内容。同时，还翻译转化欧美医疗器械指导性文件 895 项。已发布的医疗器械指导原则对《医疗器械分类目录》22 个子目录下 206 个一级产品类别的覆盖率达 95.5%（除中药器械外）。

（三）医疗器械监管标准创新

标准体系的不断创新与结构的优化支持医疗器械行业的创新与发展。按照"十三五"国家药品安全规划，国家药监局每年组织制修订 100 项左右医疗器械标准，对重大基础性标准、高风险产品标准、战略性新兴产业相关领域标准及采用国际标准的项目优先立项，提高通用基础标准、方法标准、管理标准、推荐性标准的制修订比例。

医疗器械标准发布的数量也在逐年快速增长。从 2001 年起"十五""十一五"和"十二五"期间分别发布医疗器械标准 292 项、553 项和 476 项。

"十三五"期间，已发布医疗器械标准总数为 710 项，较"十二五"期间增长了 49%，其中国家标准发布数量减少了 15%，行业标准发布数量增长了 59%（图 3-4）。

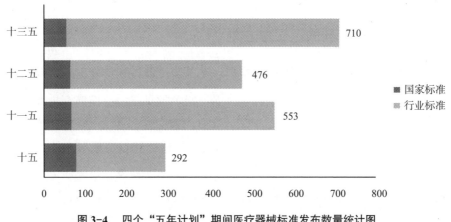

图 3-4 四个"五年计划"期间医疗器械标准发布数量统计图

标准体系的系统性、科学性不断完善，基本覆盖了医疗器械产品各技术领域。截至 2020 年，我国医疗器械标准共计 1696 项，其中，国家标准 223 项（强制性标准 88 项，推荐性标准 135 项），行业标准 1473 项（强制性标准 307 项，推荐性标准 1166 项），我国标准与国际标准的一致性程度达到 90.4%。

2020 年 7 月 7 日，国家药监局印发《关于进一步加强医疗器械强制性行业标准管理有关事项的通知》（药监综械注〔2020〕72 号），明确了进一步维护医疗器械强制性行业标准的法律地位，以及进一步优化标准体系等具体要求，保障医疗器械行业健康发展。

开展强制性标准整合精简举措，对不适宜作为强制性标准的 40 项方法标准等按程序转为推荐性标准。组织修订《医疗器械标准验证工作规范》，进一步完善标准验证工作。开展了 24 项强制性标准实施评价工作，对标准的适用性、先进性、协调性进行综合评估。截至 2020 年 12 月 31 日，按标准规范对象统计，现行有效的医疗器械标准中基础标准 286 项，占比 16%；管理标准 54 项，占比 3%；方法标准 422 项，占比 24%；产品标准 996 项，占比 57%。

第二节 / 有源医疗器械监管科学

一、有源医疗器械定义与分类

广义的医疗器械包括有源医疗器械、无源医疗器械和体外诊断试剂。有源医疗器械是指任何依靠电能或者其他能源，而不是直接由人体或者重力产生的能量，发挥其功能的医疗器械。根据《医疗器械分类规则》（国家食品药品监督管理总局令第15号）规定，根据不同的结构特征和是否接触人体，医疗器械的使用形式包括：①有源接触人体器械：能量治疗器械、诊断监护器械、液体输送器械、电离辐射器械、植入器械、其他有源接触人体器械；②有源非接触人体器械：临床检验仪器设备、独立软件、医疗器械消毒灭菌设备、其他有源非接触人体器械。

根据不同的结构特征、是否接触人体以及使用形式，医疗器械的使用状态或者其产生的影响包括以下情形：①有源接触人体器械：根据失控后可能造成的损伤程度分为轻微损伤、中度损伤、严重损伤；②有源非接触人体器械：根据对医疗效果的影响程度分为基本不影响、轻微影响、重要影响。现行《医疗器械分类目录》中，有源器械为主的器械设置8个子目录，分别是：05 放射治疗器械；06 医用成像器械；07 医用诊察和监护器械；08 呼吸、麻醉和急救器械；09 物理治疗器械；10 输血、透析和体外循环器械；11 医疗器械消毒灭菌器械；12 有源植入器械。

二、有源医疗器械监管科学

发展医疗器械行业，特别是高端智能医疗器械，是我国工业 4.0 和《中国制造 2025》的重要举措，加快行业的技术创新是我们提速发展的关键，而大量新技术的涌现，带来了发展驱动的同时也出现了大量潜在风险。例如新型放射医学影像装备、人工智能医疗器械、手术机器人、网络智能医疗器械等新型有源医疗器械的出现，带来了大量传统工具、方法和标准难以识别和控制的风险要素。

以基于网络功能的医疗器械为例，新兴的网络责任风险，特别是带有智能功能器械的网络责任风险较传统风险更为复杂。2019 年美国 FDA 发布了 49 次医疗器械的召回显示，其中医疗器械对软件的依赖是召回的一个主要原因。多个全球领先的医疗器械跨国公司均因为软件问题发布了召回。以某公司 2019 年的召回为例，其两个型号的胰岛素泵存在网络风险，有可能被黑客远程控制并更改设置，从而对患者造成严重伤害。而这类新风险在我们现有监管体系中还未有较系统的控制方法。

为了应对新技术带来的新风险、新挑战，发展有源医疗器械全生命周期涉及的检测、审评、核查、评价等领域的七大监管科学研究势在必行。

（一）有源医疗器械检测监管科学

有源医疗器械产品涵盖医学影像设备、放疗装备、有源植入类医疗器械、辅助生殖、医用机器人、人工智能等，技术含量高、利润高，是全球各国重点发展的领域，也是各个跨国公司竞相争夺的热点。我国有源医疗器械产业发展迅速，正处于快速增长的历史机遇期，同样有源医疗器械检验检测也处于发展的黄金时期，如何提升检验能力，以适应产业的迅速发展，应对服务国家监管能力的新挑战。目前有源医疗器械注册检验主要包括以下内容：电气安全（GB 9706 系列）、电磁兼容（YY 0505）、生物安全（GB 16886）等。上市后监督检验则通过抽查样品的部分检测项目，其内容主要包括：部分安全项目、主要性能参数、使用功能等；涵盖项目有：识别、标记和文件，通用安全性能，专用安全性能，一般性能要求等。

医疗器械检验机构是有源医疗器械检测工作的承担主体，《医疗器械监督管理条例》中明确规定需要实行资格认定制度。2017 年版《医疗器械监督管理条例》（国务院令 680 号）描述为"医疗器械检验机构资质认定工作按照国家有关规定实行统一管理。经国务院认可监督管理部门会同国务院食品药品监督管理部门认定的检验机构，方可对医疗器械实施检验"。同时《医疗器械注册管理办法》《医疗器械检验机构开展医疗器械产品技术要求预评价工作规定》《医疗器械临床试验质量管理规范》《医疗器械不良事件监测和再评价管理办法》《医疗器械质量监督抽查检验管理规定》等都有涉及检验报告的相关内容，对具有检验资质的医疗器械检验机构赋予了法律地位。截至 2020 年初，我国共有 40 家医疗器械检验机构通过了国家认证认可监督管理委员会的资格认可。其中，药监系统内的检验机构 33 家，系统外的检验机构 7 家。

近年来，医疗器械检验检测体系不断完善，通过监管科学研究，针对新技术、新产品，推进标准制修订、标准物质的研制、检验方法的研究和检验平台的创新等。当前，我国正处于建设创新型国家的历史时期，对科技创新和体制机制创新的需求越来越高，也越来越迫切。通过监管科学不断创新有源医疗器械检验检测技术和机制，是"完善国家创新体系"的一部分。

1. 加强检验机构创新能力建设

国家药监局布局开展了"重点实验室"建设认定，首批有 7 家检验机构共 8 个重点实验室获得批准，以期为监管工作提供全面系统的技术支撑，解决医疗器械上市前和上市后监管的关键性、前瞻性和战略性的技术问题，引领并推动检验机构的科研创新能力建设。提升检验机构的科研能力，能够直接产出检验鉴定中需要的新方法、新工具，同时前沿研究能够牵引检验机构了解并布局相关的方向和趋势。

目前国家药监局还在积极推动体系外，尤其是高校和科研院所的检验检测机构建设，认定了一批体系外的国家药监局重点实验室。充分利用高校和院所在前沿技术基础研究领域的优势，创新检验方法和检验工具。通过加强产学研检各机构的相互合作与融合，完善检测体系布局。

2. 检测新工具、新标准、新方法

有源医疗器械创新技术不断涌现，新产品采用的新技术不断更新迭代，需要发展与之相适应的新检验方法、标准和工具，快速提高检验能力，以跟上技术发展的节奏。医疗器械产品技术要求是开展注册检验的重要依据，是注册申请人依据强制性或推荐性国家标准、行业标准制定的。目前检验领域各医疗器械标准技术委员会或归口单位作为组织起草机构，已发布医疗器械国家标准 1481 项。

"医疗器械质量研究与评价重点实验室"等依托检测机构的重点实验室，主要面向有源医疗器械前沿技术方向，如人工智能器械、医用机器人、有源植入物、放疗影像设备、中医及康复医疗器械质控、医疗器械临床前大动物实验等多个领域。目前主要开展检验方法、检验平台、标准和标准物质量评价工作等。

3. 检测前移

监管前移，采取提前介入、全程跟踪的方式，帮助企业生产的创新产品合法、合规，加强医疗器械国产化、产业化进程，为解决我国医疗器械"卡脖子"问题提供技术服务。早期介入医疗器械研发，检测检验前移，是监管前移促进高效创新的有效手段。2017 年《关于深化审评审批制度改革鼓励药品医疗器械创新的意见》提出检验机构应当满足创新医疗器械快速检验的需要。通过完善相关制度，采取早期介入、专人负责、科学检验、标准不降低、程序不减少、优先办理等措施，助力产业创新。

4. 均衡发展，资源共享

目前，我国医疗器械产业发展不均衡，体现在区域间存在差异，产业不同领域的发展阶段存在差异。相应的检验机构发展能力也有区域和方向性差异，有源医疗器械涉及技术领域广、品类复杂，单一检验机构检验全部种类的有源医疗器械产品几乎不可能。如何平衡布局，均衡发展，应当响应产业发展和国家、区域监管工作需要，从监管科学角度出发，科学配置，各有侧重，通过合理整合资源，打造资源共享体系，加强合作，实现知识、技术、信息的互联互通，提高效率，提高服务社会能力。

（二）有源医疗器械审评监管科学

2015 年，国务院印发《关于改革药品医疗器械审评审批制度的意见》，标志着药品和医疗器械审评审批改革正式启动。2017 年，中办、国办印发《关于深化审评审批制度改革鼓励药品医疗器械创新的意见》，进一步推进医疗器械审评审批改革，鼓励医疗器械创新发展。自医疗器械审评改革以来，一系列改进审批制度、流程、规范的法规和办法相继实施，通过优化临床试验管理，加强医疗器械法规体系、注册管理基础和技术支撑体系建设，使审评审批流程持续优化，审评审批质量明显提高，注册申请积压现象大大缓解。《医疗器械注册管理办法》，进一步优化审批流程、提高效率，成为实践创新驱动战略的重要举措。

1. 有源医疗器械分类、命名及唯一标识

《医疗器械分类目录》的颁布实施，以及 2020 年 11 月《医疗器械分类目录动态调整工作程序（征求意见稿）》的发布，能够实现基于医疗器械风险程度变化情况，动态调整医疗器械分类目录，提升分类目录的覆盖性和合理性。通过合理设置医疗器械管理类别，有效配置行政监管资源，为宽严有别开展医疗器械监管提供重要基础性保障，为科学审评奠定良好基础。目前完成700个产品分类界定工作。审核发布医用成像器械等8项命名指导原则，组织制定医用诊察和监护器械等14项命名指导原则。分类目录中，有源医疗器械设置8个子目录，包括：放射治疗器械；医用成像器械；医用诊察和监护器械；呼吸、麻醉和急救器械；物理治疗器械；输血、透析和体外循环器械；医疗器械消毒灭菌器械；有源植入器械。

2019年颁布的《医疗器械唯一标识系统规则》，推进了医疗器械产品命名的规范化管理，明确唯一标识系统建设的有关要求。唯一标识系统由国家药监局提出并建设，推动各相关方积极应用，数字化的医疗器械唯一标识系统，能够有效促进医疗器械产品全生命周期智慧监管。通过逐步实现医疗器械注册、生产、流通、使用、医保结算一码联通，助力三医联动。

通过已证科学证据及同行评议文献的支持，以监管需求为牵引，根据产品风险最新的评价和研究进展，动态调整有源医疗器械分类目录，调整部分品种的风险等级。以有源医疗器械数字化唯一标识为接口，通过建立有源医疗器械唯一标识数据库，构建全生命周期监管和智慧监管的数字化基础设施。

2. 有源医疗器械技术审查指导原则

技术审查指导原则是有源医疗器械产品注册审批的重要工具。《医疗器械注册技术审查指导原则制修订管理规范》的实施，规范了医疗器械技术审查指导原则的制修订工作。现有医疗器械技术审查指导原则有300余项，其中通用指导原则26项，有源器械指导原则共152项。一系列指导原则的发布，提升了各级药品监管部门对有源医疗器械产品注册审查审批的水平和标准。

3. 有源医疗器械临床试验创新方法

《关于调整医疗器械临床试验审批程序的公告》的发布，进一步调整并优化了医疗器械临床试验审批程序，采用"未通知即许可"的方式，不再发放医疗器械临床试验批件，提高效率。发布的《关于公布新增和修订的免于进行临床试验医疗器械目录的通告》，其中免于进行临床试验目录涉及医疗器械产品196个，体外诊断试剂27个。目前，共计1419类产品免于进行临床试验。按照《医疗器械临床试验机构条件和备案管理办法》，对医疗器械临床试验机构的资质认定改为备案管理，截至2019年底，814家医疗机构完成医疗器械临床试验备案，初步解决了医疗器械临床试验资源不足的问题。

发展真实世界研究等临床试验新方法，发展拓展性临床试验。在满足真实世界数据采集的科学性、完备性基础上，探索性将真实世界数据用于上市后监管决策。在满足科学规范性的前提下，尝试将真实世界证据和数据用于注册评审的数据支持，建立相关规范和指导原则。

有源医疗器械产品的安全性和有效性，需要在临床应用中接受进一步检验，在临床实践里得到更大样本量的临床验证。有源医疗器械在真实世界使用的相关有效性评价，即效力（performance），不同于有源医疗器械有效性评价获得的效能或性能，即properties。前者来源于真实场景下的临床应用过程，更具有普适性、真实性；而后者来源于特定评价条件和服役环境中获得的代表性性能，有时在使用条件或服役环境外推后，无法反应产品的真实有效性。同样，安全性评价也是如此。

与药品和无源医疗器械相比，有源医疗器械往往还会受到服役环境的影响，在不同使用条件和服役环境中的可靠性评价，更是只能通过收集真实使用情景下的真实世界数据获得评价支持。因此，有源医药产品的临床应用阶段也应视为一个重要的监管环节，发挥不可替代的重要作用。临床应用不仅是医疗器械产品安全性和有效性的试金石，临床实践和研究中产生的真实世界数据，在满足一定要求，符合一定标准规范的情况下，还可以作为产品上市注册的参考依据。

临床真实世界数据是一个重要的资源宝藏，通过发展有源医疗器械产品临床应用监管科学，探索科学可行的临床研发路径和监管决策依据，对促进临床医学进步，满足人民健康需求，必将产生积极而不可或缺的重要作用。

（三）有源医疗器械核查监管科学

有源医疗器械现场核查与药品和无源医疗器械有一定差异。有源医疗器械多数涉及电子产品，其生产环境，生产质量标准等与药品和无源医疗器械不同，一些有源医疗器械如医学影像设备生产并不涉及GMP生产要求，大量检查理论、技术来自已证科学，如抽查取样方法和统计学研究工具等。通过监管科学原理，优化检查流程，创新检查理论与工具，将有力提高检查质量与效率。依据有源医疗器械特点，通过核查监管科学，构建中国特色的医疗器械审核查验学科体系，将有助于培养专业核查人才和队伍，强化核查力量。

（四）有源医疗器械评价监管科学

有源医疗器械的再评价和上市后监管及不良事件监测是实现有源医疗器械全生命周期监管的重要组成，是防控医疗器械质量安全风险的"守门员"，是落实"四个最严"要求的重要内容。上市后评价并评估医疗器械质量安全趋势，通过质量管理体系、监督抽检、不良事件监测、投诉举报等方面展开。有源医疗器械创新产品，由于往往涉及新型生产技术、工作原理，其风险点与已存在产品具有较大差异。通过优化创新产品事中事后监管，加强对创新产品的风险会商，分析评估研判创新产品的风险点提出针对性的监管措施，是保障创新产品安全生产及使用的重要举措。国家药监局 2019 年组织对"正电子发射断层扫描及磁共振成像系统"等创新产品的风险会商，识别研判风险点，制定针对性的监管措施。

2019 年新版《医疗器械不良事件监测和再评价管理办法》（以下简称《办法》）正式实施，对医疗器械不良事件的定义、报告范围、审核流程等进行了较大修改，报告处理流程更加科学，对风险的发现、评价和控制更加灵敏有效。医疗器械不良事件监测是强化医疗器械全生命周期监管、严防严控医疗器械上市后风险的重要举措，也是医疗器械监管的重要环节。新《办法》与老版相比，删除了关于质量合格的要求，大大扩展了医疗器械不良事件的内涵，将 2008 版《办法》中的医疗器械质量事故也包含于不良事件监测工作中。目前在若干发达国家，医疗器械不良事件监测工作，正在由监测向警戒发展。

积极推进评价监管科学创新，构建符合我国国情的评价监管科学体系，完善医疗器械全生命周期监管系统，建立医疗器械使用风险预警体系，强化医疗器械使用风险的早期发现和早期控制，进一步提升公众安全用械的保障能力，培养相关领域的监管人才，为医疗器械上市后安全监管提供更有力的技术支撑。通过监管科学研究加强医疗器械不良事件监测，是科学监管工作的新探索、新发展，必将为我国医疗器械监管事业的跨越式发展提供强有力的支撑。

1. 大数据保障有源医疗器械风险管控

目前每年医疗器械不良事件报告及预警数据非常庞大，海量的数据只有通过数字化智能监管才能有效利用。基于"互联网＋"的不良事件监测，实现了在线上报收集、流转、审核、评价、反馈。同时，基于大数据分析，评价一段时间内产品的风险水平，得出风险的发展趋势，分析出产品的风险总体状况，并提示风险信号，通过对这些风险信号进行调查、分析、评价，可以发现和确认存在的产品风险，有针对性地采取风险控制措施，从而有效地降低产品风险，达到风险管理的效果。

2. 有源医疗器械上市后监测、风险预警与智慧监管

不良事件监测是有源医疗器械全生命周期监管的重要环节，保障有源医疗器械安全使用的重要举措，也是医疗器械监管的重要环节。其核心任务是风险管控。而一款医疗器械产品能够批准上市，说明经过设计、开发、确认、验证、动物实验、临床试验／评价等过程，以及技术审评，和已知收益相比产品的已知风险较低，产品风险可接受。监管科学属于超科学研究范围，要求我们通过已知科学认知来判断超越已知科学范畴的未知风险。产品上市后在使用过程中的实际风险情况往往与上市前研究的结果有一定差别。除了已知风险，还可能出现目前研究未能预测的未知风险。加强监管科学研究，通过引入真实世界证据，对上市后医疗器械监管建立科学完整的使用数据库，有助于及时识别未知风险。对上市后的医疗器械开展广泛的、全面的监测才能够有效地发现、识别、控制风险，保障医疗器械使用者、患者的健康和安全。

不良反应事件监测秉持"存疑即报"的原则，会产生大量不良反应事件可疑报告，如何尽快识别关键风险，剔除低风险事件，除了建立准确完善的分类上报系统、强化报告处理科学性之外，通过建立医疗器械使用风险预警系统，并尝试性引入人工智能，广泛地、全面地监测不良事件并快速识别与响应，对医疗器械产品使用的不良反应及其他与用械有关的有害反应进行监测、识别、评估和控制。从而实现用械风险与用械不良反应的早期识别与介入。

3. 有源医疗器械效力评价与风险获益平衡

监管科学是建立在风险获益平衡原理之上的应用学科。风险无法排除，只能识别。对已识别风险的管控，其根本出发点之一是风险与获益平衡。低获益医疗器械意味着对风险的低容忍，而高获益产品可一定程度上放宽风险容忍度。这是一个复杂的科学决策过程，要求相关证据具有相对高的真实性（即数据反映真实世界的程度）、科学性和系统性。其证据来源往往需要经过严密的同行评议。同时需要采纳非科学因素，包括社会学、伦理学等考虑。这意味着对于上市后医疗器械等产品，除了加强现有监管体系中对使用安全性和不良反应事件的监测，还应当加大对产品使用效力（performance）的评价，即产品有效性在真实世界中的评价，以提供真实、科学、系统的获益分析证据，用于风险获益平衡评价。

第三节　无源医疗器械监管科学

一、无源医疗器械概述及其监管科学挑战

（一）无源医疗器械定义及分类

无源器械是指不依靠电能或者其他能源，但是可以通过由人体或者重力产生的能量，发挥其功能的医疗器械。主要包括不接触人体的器械和接触或进入人体的器械（表3-3）。前者如护理设备或器械、体外诊断试剂、其他辅助试剂等；后者按接触人体的部位分为表面接触器械和外部侵入器械。表面接触器械指接触无损伤的皮肤、黏膜及损伤表面的器械，如一些避孕计生器械、医用敷料、重复使用的外科手术器械等。外部侵入或接入器械指全部或部分进入人体的器械，如植入器械、药液和血液输送保存器械、一次性无菌外科手术器械等接触或植入人体的器械。按使用时限还可分为暂时使用（24小时内）、短期使用（24小时至30日）、长期使用（30日以上）器械。我国医疗器械分类实行分类规则指导下的分类目录制，分类规则和分类目录并存，以分类目录优先。

无源产品在临床应用时，虽然仅依靠人体自身或重力产生作用或效力，不存在电能及其他能量方面的危害，但它们是针对不同应用目的、由不同材料按特定形态结构设计制成，其安全性和有效性不仅取决于材料自身的理化性能，且与器械自身的形态结构、制造工艺、消毒灭菌、手术方式及术后护理等相关。因此，产品使用前需要进行生物学检验、理化性能评价，以及形态结构设计等生产厂商提供的其他相关信息审查。

（二）无源医疗器械常用材料

无源医疗器械产品是对各种生物医用材料进行加工和使用所形成的产品。从这个意义上讲，材料质量的优劣直接对产品的安全性和有效性具有决定性意义。生物医用材料是用以诊断、治疗、修复或替换机体中的组织和器官，或增

表3-3　无源医疗器械分类判定规则表

接触人体器械

使用状态 使用形式	暂时使用			短期使用			长期使用		
	皮肤/腔道(口)	创伤/组织	血循环/中枢	皮肤/腔道(口)	创伤/组织	血循环/中枢	皮肤/腔道(口)	创伤/组织	血循环/中枢
1　液体输送器械	II	II	III	II	II	III	II	III	III
2　改变血液体液器械	—	—	III	—	—	III	—	—	III
3　医用敷料	I	II	II	I	II	II	—	III	III
4　侵入器械	I	II	III	II	II	III	—	—	—
5　重复使用手术器械	I	I	II	—	—	—	—	—	—
6　植入器械	—	—	—	—	—	—	III	III	III
7　避孕和计划生育器械 （不包括重复使用手术器械）	II	II	III	III	III	III	III	III	III
8　其他无源器械	I	II	III	II	II	III	II	III	III

非接触人体器械

使用状态 使用形式	基本不影响	轻微影响	重要影响
1　护理器械	I	II	—
2　医疗器械清洗消毒器械	—	II	III
3　其他无源器械	I	II	III

注：1. 本表中"I""II""III"分别代表第一类、第二类、第三类医疗器械；
2. 本表中"—"代表不存在这种情形。

进其功能的物质；可以是天然，也可以是人工，或两者的复合。生物医用材料不是药物，其功能的实现不需通过新陈代谢或免疫反应，但可与药物或药理作用结合使用，是保持人类身体健康和生命安全的另一类必需品。生物医用材料和其他材料的主要区别是：它必须具有良好的生物相容性，即对人体组织、器官、血液不产生严重不良反应，同时也不会受人体组织的反作用而无法正常工作。

生物医用材料按材料的组成和性质可分为生物医用金属材料、生物医用高分子材料、生物陶瓷材料、生物医用复合材料、生物衍生材料；按其在体内的稳定性可分为生物稳定材料和可降解生物材料；按临床应用可分为矫形材料、心血管系统修复材料、软组织修复材料、眼科材料、口腔材料等。生物医用材料的研究与开发必须与应用目标的器械相结合，通常意义的生物医用材料不仅指材料自身，还包括由其制成的医疗器械。常规生物医用材料均指无生命的材料，而当代医学对组织、器官的修复或替换已发展到再生或重建新的组织、微创伤治疗和个性化治疗，常规生物医用材料难以满足医学发展的要求。组织工程技术迅速发展，即以生物医用材料为支架或衬底，体外培养活体细胞或外加生长因子，形成活体器械，植入体内诱导组织或器官再生重建，恢复其功能，这类产品称为组织工程化产品或器械，被归入新的一类生物医用材料或医疗器械。

（三）无源医疗器械监管的通用性能要求

1. 物理性能

（1）物理机械性能　人体是一个复杂的生命体，各组织以及器官间普遍存在着动态相互作用。材料的强度、透明度、耐疲劳性等物理性能不仅是有效性的指标，也是关系到产品安全性的指标。植入体内的材料应考虑在应力作用下的性质，如人工关节要有良好的力学性能，人工心脏瓣膜要有良好的耐疲劳性能，义齿要有良好的耐磨性、热膨胀系数、低导热性、高硬度等性能，承力的材料还应具有良好的生物力学相容性（材料的弹性模量），应尽量接近于修复部位的组织。

（2）成型加工性能　材料需要通过各种专门的加工技术制成符合形状、尺寸要求的医疗器械。有些材料尽管性能不错，但由于加工成型困难而限制了它的使用，更有甚者，因加工处理不当而造成失败。因此，近年来对于材料的加工技术给予了相当的重视，易于加工是对生物医用材料的一项基本要求。同时，加工工艺，包括灭菌封装工艺，常常影响器械的生物安全性和可靠性，必须给予极大的关注。

2. 化学性能

作为与人体接触的生物医用材料，其组成、结构及化学性质必须满足严格的要求，才能保证材料的安全可靠性。

（1）有害溶出物　特别是渗出物及残留的降解产物必须使人体接受或容忍。材料植入体内后的许多生理反应大都与溶出物、渗出物和降解产物的存在有关。因此，对于材料的有害溶出物、可渗出物、降解产物及其残留量要进行限定，必须将其含量控制在人体可接受范围，从而保证产品使用的安全性，材料中的残留单体、有害金属元素、各种添加剂应严格控制。通常控制指标有 pH 值、重金属含量、氧化还原物、蒸发残留量等，但有些残留物的降解产物无法确定和控制，只有通过生物学评价才能进一步确认这些医疗器械是否安全。

（2）消毒灭菌性能　各种生物医用材料及其制品，必须在无菌状态下方可使用。由于生物医用材料及其制品种类繁多，需要的灭菌方式和条件各异，必须根据不同的材料选择不同的灭菌方法，从而达到安全使用目的。常用消毒灭菌的方法有湿热灭菌、干热灭菌、环氧乙烷灭菌、辐照灭菌和低温等离子体灭菌等。

3. 生物相容性

为了确保医疗器械在临床使用时的安全性，在完成物理和化学性能、加工性能及形态和结构等有效性设计后，必须进行生物学试验和评价，从而满足临床对材料生物相容性的各种要求，包括无毒、不致癌、不致畸、不引起人体细胞的突变和不良反应，与人体生物相容性好，不引起毒性反应、溶血、凝血、发热和过敏等现象；具有与天然组织相适应的力学性能；针对不同的使用目的还应具有特定的功能。因此，良好的生物相容性是生物医用材料应具备的主要特征。

生物相容性是指生命体组织对非活性材料产生反应的一种性能，一般是指材料与宿主之间的相容性。生物材料植入人体后，对特定的生物组织环境产生影响和作用，生物组织对生物材料也会产生影响和作用，两者的循环作用一直持续。材料接触或植入人体后将引起机体对材料的反应，称之为宿主反应，包括邻近材料的组织或器官的局部反应，以及远离材料部位的组织或器官，甚至整个机体的全身反应。这种反应可能是短期的、积极的，有利于被损坏的组织或器官的康复；也可能是消极的、不利的。另一方面，机体中生理液、细胞、酶等也将对材料发生作用，称之为材料反应，包括材料被腐蚀、吸收、降解、性能蜕变等。因此，生物医用材料的生物相容性取决于材料和人体两个方面。在材料方面，影响生物相容性的因素有材料的类型、制品的形态、结构及表面、材料的组成、物理化学性质、力学性质、使用环境等。在人体方面，影响因素有植入部位、生理环境、材料存留时间、材料对人体免疫系统的作用等。材料接触或植入人体后发生的这些反应不能超过人体和材料可接受的水平。

生物相容性是生物医用材料极其重要的性能，是其区别于其他材料的标志，是生物医用材料能否安全使用的关键。因此，在设计阶段，就要求对产品使用的原材料及制成的器械进行生物相容性评价。

（四）无源医疗器械监管科学的挑战

2018 年 8 月国家药监局首次召开医疗器械监管科学相关会议，提出创建中国特色医疗器械监管科学体系，将其列为国家药监局工作的重点和抓手，并于 2019 年 4 月启动监管科学行动计划。监管科学是服务、引领、规范和支撑监管的一门高度交叉融合的新学科。随着我国医疗器械监管体系和监管能力现代化进程加快，不断对优化监管效能、储备监管人才、构建服务监管决策的科学技术知识体系提出更高的要求。

目前国家药监局在全国各地多所高校成立医疗器械监管科学研究基地，各研究基地针对当前医疗器械监管难点和痛点问题，全面开展医疗器械监管科学基础理论和应用研究。当代生物材料及植入器械研究与产业正在发生革命性变革，并处于实现重大突破的边缘。但是，新一代生物材料的检验评价不仅尚缺乏成熟的标准及方法，而且表征其生物安全性和有效性的标志或参量均十分缺乏。因此，研究通过体外及体内短期试验评价生物材料安全性和有效性的科学基础和新方法，已是 21 世纪生物材料的三大科学重点之一。我国"十三五""生物医学材料及组织器官修复替代"重大专项，已将具有可诱导组织再生等功能的新一代生物材料和植入器械，列为重大专项的主导思路和重点，并设置了相关标准的研究项目。国家药监局近年来明确提出利用大数据和人工智能技术改进测试方法、预测和监测临床性能、提高和简化临床试验设计及创新监管决策，对高风险高附加值的三类无源医疗器械全生命周期监管科学的创新尤为重要。

监管科学具有的多维度交叉融合、超科学、实践创新应用以及共建共治共享等四大理论特征，这四个特征在无源医疗器械监管方面均有明确体现，对这四个理论特征正确分析识别、合理把握，有利于应对新形势下无源医疗器械，特别是应对创新性生物材料与植入器械监管中面临的诸多问题。

从学科维度而言，无源医疗器械监管科学也融合了自然科学和社会科学，涉及政治、经济、文化等多个层面，是多门科学高度交叉融合的学科体系和理论体系。因此，无源医疗器械的监管也需要自然科学和社会科学领域的多学科核心知识和技术的支持。从过程维度而言，无源医疗器械全生命周期监管涉及一系列基础科学和应用科学。按照产品评价的关键过程节点，应包括检测监管科学、审评监管科学、核查监管科学、评价监管科学、决策监管科学等。医疗器械从研发到上市，并在临床应用中不断检验其有效性和安全性，需要经历复杂而漫长的监管程序。如何优化医疗产品全生命周期监管涉及的各个环节，保障人民群众的健康需求，需要各监管环节密切配合、协同应对，理清上述各环节的监管科学理念，探索实践新标准、新工具和新方法。

科学技术与社会互动过程中出现的许多问题是科学无法回答的，它们属于"超科学"。要认识到无源医疗器械监管同样需要面对和解决的超科学问题。在无源医疗器械监管涉及超科学问题而非科学问题的情况下，科学家在协助政策法规指南制定方面的作用不仅在于从科学角度可以回答这些问题，也需要权衡新技术、新标准和新方法对于无源医疗器械科学监管的利弊。在这种平衡中，那些对决策负有责任的人和那些关心决策的人需要考虑到科学问题和超越科学问题。由于超越科学问题的普遍存在，必然对监管体系和监管能力现代化提出了更高的要求。

监管科学是一门在实践、创新和应用中发展起来的科学，其关键是实践性，灵魂是创新性，核心是应用性。在新冠病毒肺炎疫情期间，国家药监局在监管实践中充分发展和创新监管科学，并最终将其应用到监管决策中去，取得了重大的阶段性成果。通过积极统筹协调各大监管科学研究基地，重点围绕监管策略和应急机制开展研究，加强监管科学对监管决策的支撑服务作用。

　　无源植入器械创新是近几年医疗器械创新的热点。截至 2019 年底，申请创新优先特别审批程序的产品共 1122 个，通过审批的 218 个，其中无源产品占比 43.6%。无源医疗器械创新发展趋势向高风险高附加值的三类植入器械集中，也必然给无源医疗器械监管科学带来挑战。但也正是在深化改革，应对创新过程中的这些挑战，推动了监管科学向前发展。监管科学涉及多学科和多方利益，需要监管机构、医院、科研院所、纳税人和患者等利益相关方之间积极互动、共建共治。共建共治和共享形成良性循环，才能让无源器械监管科学的发展动能源源不断。

二、无源医疗器械监管的基本要求

　　自国务院《关于改革药品医疗器械审评审批制度的意见》发布，以及《创新医疗器械特别审批程序》《医疗器械优先审批程序》《关于深化审评审批制度改革鼓励药品医疗器械创新的意见》等相继出台，无源植入器械成为近几年医疗器械创新的热点。

　　截至 2019 年底，"十三五"规划中 500 项医疗器械标准制修订任务已立项 447 项，完成 89.4%。从表 3-4 中可以看出，四年来无论国家标准抑或是行业标准，无源医疗器械占比呈逐年上升趋势。

表 3-4　"十三五"医疗器械标准制修订情况统计表（单位：项）

	年份	有源	无源	体外	合计
国家标准	2016	25	1	0	26
	2017	0	3	0	3
	2018	9	15	4	28
	2019	0	5	1	6
行业标准	2016	47	40	19	106
	2017	22	54	10	86
	2018	42	45	12	99
	2019	35	46	12	93
合计		180	209	58	447

医疗器械全生命周期是指从初始概念到最终停用和处置的所有阶段。因此医疗器械监管科学必然覆盖医疗器械的全生命周期过程，主要包括检定监管科学、审评监管科学、核查监管科学和评价监管科学等。

（一）检定监管科学

无源医疗器械检定主要包括物理检测、化学检测、生物相容性评价、生物安全评价、临床前动物实验评价等。科学检定的根本是科学地使用评价工具。而新一代创新生物医用材料的检验评价尚缺乏成熟的标准及方法，且表征其生物安全性和有效性的标志或参数均十分缺乏，这就需要开发新的工具、标准和方法来评价其安全性、有效性、质量和性能。各检测中心加强检测人才队伍建设，加强检测方法研究及新检测能力建设，在满足常规产品检验检测需求的基础上，应重点关注创新生物材料和植入器械的新评估工具、方法的开发。

在国家医疗器械标准管理中心领导下，各标委会积极开展工作，致力于标准体系的完善，如外科植入物标委会、生物相容性标委会、纳米毒理学评价委员会等。以往以生物学试验为主要评价手段，现在的研究倾向是以材料物理化学表征代替生物学试验，可以减少动物使用，以及人员和资金的浪费。

（二）审评监管科学

医疗器械技术审评是医疗器械上市前注册管理的重要环节，是对拟上市医疗器械的安全性、有效性研究及对其结果进行科学评价，并提出审评意见的过程。2017 年 10 月，中办、国办印发《关于深化审评审批制度改革鼓励药品医疗器械创新的意见》，标志着我国医疗器械审评审批制度进入了实质性改革阶段。医疗器械审评审批制度改革的核心内容之一，就是在改革过程中如何落实审评科学的问题，进而保障医疗器械的安全、有效、可及。

在明确审评科学的内涵后，统筹考虑医疗器械注册审评科学管理体系三大元素——审评输入、审评过程、审评输出的基础上，通过出台指导原则、审评要点、操作规程，优化再造审评流程，构建科学管理体系，注重技术力量储备，不断加强审评科学研究，推进审评审批制度改革。

《关于深化审评审批制度改革鼓励药品医疗器械创新的意见》提出，完善技术审评制度，要求"组建由临床医学、临床诊断、机械、电子、材料、生物医学工程等专业人员组成的医疗器械审评小组，负责创新医疗器械审评"。为了适应当前医疗器械技术审评发展趋势，落实深化审评审批制度改革核心任务，国家药品监督管理局医疗器械技术审评中心于2019年建立了项目小组审评制度，用于创新医疗器械、应急医疗器械、经优先审批审核确定为优先审批医疗器械、临床试验审批、经立卷审查确定为同品种首个产品的项目审评。

国家药监局坚持科学监管理念，不断提高审评科学化水平。推进各项医疗器械技术审评指导原则的制订工作，为各类产品开展科学审评提供技术指南。到目前共发布审评指导原则391项，近年来无源医疗器械占比较多，特别是植入性生物医用材料逐年增加。为进一步对企业临床试验提供有针对性的指导，国家药监局还发布了《生物可吸收冠状动脉药物洗脱支架临床试验指导原则》《经导管植入式人工主动脉瓣膜临床试验指导原则》等产品的临床试验指导原则，从法规和技术层面明确临床试验要求，并对企业开展临床试验提供专业指导，规范了临床试验行为。

（三）核查监管科学

为保障医疗器械安全、有效，规范医疗器械生产质量管理，根据《医疗器械监督管理条例》《医疗器械生产监督管理办法》，2014年国家药监局制定了《医疗器械生产质量管理规范》（总局2014年第64号）。

无源医疗器械现场核查应当重点关注原材料组分要求、原材料的理化特性和生物相容性要求或医用级别要求，以及非一次性使用无菌产品在进行重复灭菌时原材料应当符合的性能要求及可耐受重复灭菌的研究结果。在设计转换过程中，无源医疗器械应当重点关注主要原材料的加工性能、工艺流程、残留物控制、化学反应的可控性等。

动物源医疗器械现场核查应当重点关注动物的种属（若风险与品系有关还需明确品系）、地理来源（对于无法确定地理来源的种属，提供来源动物生存期间的识别与追溯要求）、年龄（与风险有关时适用，例如动物对自然发生的传播性海绵状脑病的易感性）、取材部位和组织的类型、动物及取材组织健康状况的要求。

为加强医疗器械临床试验过程的监督管理，指导监管部门开展医疗器械临床试验监督检查工作，根据《医疗器械注册管理办法》和《医疗器械临床试验质量管理规范》要求，2018年11月国家药品监督管理局组织制定了《医疗器械临床试验检查要点及判定原则》

（四）评价监管体系

临床前动物等效模型及生物标志物研究对于探索创新生物材料和植入器械的评价方法至关重要。动物等效模型是研究植入类医疗器械生物安全性、生物相容性以及功能有效性的主要手段。在植入器械的生物安全性和相容性研究中，除了急性毒性试验、过敏性试验、遗传毒性试验、致癌性试验以外，对于植入器械在体内产生的特异性生物标志物研究逐渐得到重视，这也是应用动物实验评价植入器械生物安全性和相容性的一个新方向。相较于应用动物模型研究植入器械的生物安全性和相容性，动物实验的有效性研究在植入器械监管方面应用的重视程度还有待提高，尤其是医疗器械的个性化功能评价方面具有广阔的发展空间。

医疗器械临床试验是获取临床安全与有效性数据的重要手段，规范临床试验从源头保证了临床试验数据作为审评依据的科学性、规范性和真实性。为确保医疗器械临床试验的科学性，国家药监局出台了《医疗器械临床试验设计指导原则》，对中国医疗器械临床试验给出科学指引。为避免不必要的重复性试验，国家药监局还出台了《接受医疗器械境外临床试验数据技术指导原则》，为申请人通过医疗器械境外临床试验数据申报注册以及监管部门对该类临床试验数据的审评提供技术指导，加快医疗器械在我国的上市进程。

临床试验一直是医疗器械产品安全性与有效性最直接的评价手段。然而植入性医用材料要求的长期临床应用验证，无法在目前临床试验时间内获得结果。人工智能医疗器械则由于其系统的自学习能力，系统不断演化升级，为监管部门提供了更加智能化的临床试验评价方法以及真实世界证据等验证方法。

真实世界数据研究是医疗器械临床评价的重要方式，与传统临床试验互为补充，为高风险医疗产品的有效性和安全性评价提供重要证据支撑。在监管科学研究框架中，真实世界数据研究通过形成可靠、相关的真实世界数据体系，有针对性的构建基于真实世界数据的医疗器械临床评价研究设计和数据分析方法，建立完整的评价方法体系，可应用于临床评价不同场景，如特许临床使用器械的评价、适应证的开发、器械的长期随访等。真实世界数据研究通过与传统临床试验整合创新，将有助于构建更完整的器械临床评价方法体系。

医疗器械产品开发流程中的主要障碍是临床试验的高失败率。导致临床试验失败的两个关键因素是患者队列选择和招募机制无法及时将最合适的患者带到试验中，以及缺乏技术基础设施来应对运行试验的复杂性，尤其是在后期没有可靠和有效的依从控制、患者监测和临床终点检测系统。人工智能可以帮助克服当前临床试验设计的这些缺点。机器学习，尤其是深度学习能够自动找到大型数据集（例如文本、语音或图像）中的表达模式。自然语言处理可以理解和关联书面或口头语言以及人机界面的内容允许计算机与人类之间自然地交换信息。这些功能可用于关联各种大型数据集，例如电子健康记录（EHR）、医学文献和试验数据库，以在试验开始前改善患者与试验的匹配和招募，以及在试验过程中自动连续监测患者试验，从而可以改善依从性控制并产生更可靠和有效的终点评估。

为加强对医疗器械临床试验的管理，维护医疗器械临床试验过程中受试者权益，保证医疗器械临床试验过程规范，结果真实、科学、可靠和可追溯，根据《医疗器械监督管理条例》，国家药监局2016年3月发布的《医疗器械临床试验质量管理规范》。该规范涵盖医疗器械临床试验全过程，包括临床试验的方案设计、实施、监查、核查、检查，以及数据的采集、记录、分析总结和报告等。医疗器械临床试验应当遵循依法原则、伦理原则和科学原则。

2019年1月1日，由国家市场监督管理总局、国家卫生健康委员会联合印发的新版《医疗器械不良事件监测和再评价管理办法》正式实施，新的医疗器械不良事件监测信息系统投入运行，各级药监部门、医疗器械不良事件监测技术机构、生产企业、流通企业和使用单位按照新版不良事件监测和再评价管理办法的要求，开展不良事件监测工作。2019年，国家医疗器械不良事件监测信息系统收到的可疑医疗器械不良事件报告涉及了《医疗器械分类目录》中的所有类别，无源手术器械占2.56%，无源植入器械占0.84%，占比虽然不是很高，但涉及体内植入，风险程度不言而喻。

三、3D 打印医疗器械的监管科学

（一）3D 打印医疗器械的机遇与监管科学挑战

1. 3D 打印医疗器械的机遇

3D 打印（又称增材制造）是以数字模型为基础，将材料逐层堆积制造出实体结构的新兴制造技术，是三十年来制造原理的革命性变革，其技术特点是实现多种材料、复杂结构、单件小批量产品的快速制造。3D 打印技术"个性化定制"的技术优势催生了个性化医疗器械的迅速发展，这一技术能够为患者提供可替代的个性化医疗器械，为患者提供适配性更高的器械产品。3D 打印技术迎合了医疗器械的个性化和精准化这一发展需求，助推个性化、精准化医疗器械成为一个新兴产业。我国在 3D 打印及其医学应用领域研究起步较早，处于世界先进水平。3D 打印技术有望破解我国在高端医疗器械领域落后于美欧国家的局面，实现我国在医疗器械技术领域的跨越发展。

2. 3D 打印技术为医疗器械监管科学带来的挑战

医疗器械的 3D 打印个性化制造对医疗器械的审评、注册和监管等工作提出了新的挑战。传统医疗器械的审批、注册和监管工作是对规格化产品的审批模式，对医疗器械的原材料、生产过程、成品质量和上市后不良事件等开展检测和评审，依据已有的法规、指导原则和技术标准开展技术审评和产品注册。这种规格化产品的审评特点是产品定型并经过审评注册后即可大批量高效制造和销售，无需对每个产品进行审评。但是，现实中患者所需要的器械往往是个性化的产品。在传统机械设计和制造体系中，个性化产品制造通常成本高、时间长，不得不用规格化产品应用于患者的治疗，或者在规格化产品基础上进行改进后应用于临床。例如，目前的颅骨颌面修补手术中所使用的钛网是生产厂商获得注册的平板钛网，在应用于患者治疗时，医生根据患者的修补形状进行现场剪裁和弯折。事实上，弯折后的钛板与注册的钛板已经有了差异，弯折后的钛板内部存在变形内应力，会导致后期的钛网变形，钛网可能刺出人体组织表层，导致医疗失败。这种技术迫使我们对现有产品的监管科学要有新的认识。在无源医疗器械方面，个性化产品是需求的主体，规格化产品是不得已而为之的产品。3D 打印技术出现为个性化产品高效快捷制造提供了有效的技术手段，使得个性化医疗器械不再受制造手段制约，成为快速发展的技术产品。

这种医疗器械显著的个性化特征为监管科学带来严峻的挑战：单件3D打印产品的无一致性评价，个性化器械难以具备统计学分析的基础，其在临床使用过程中也存在特异性，为监管中的检验检测、临床风险评估和临床效果评价等带来了挑战；3D打印个性化医疗器械从材料、个性化设计、制备、后处理和临床应用的全流程均对器械的安全有效有决定性影响，但各个流程与传统医疗器械有明显差异，带来了全生命周期的监管难题。3D打印的医学应用研究从无生命的医疗器械逐渐向可降解器械、组织工程、器官修复再造等方面发展，新技术的演化和应用对医疗器械的监管工作提出了更高的要求。

我国巨大的人口基数、地域差异、人种差异和老龄化趋势等因素都决定了3D打印个性化医疗器械在我国有巨大的市场需求和发展机遇。美国FDA认为，"增材制造医疗产品的创新研究指数增长，现有产品只是冰山一角"、"在不久的将来，烧伤患者将可以使用他们自己的新皮肤细胞进行治疗，这些细胞被直接3D打印到烧伤伤口上，未来这种技术有可能最终被用来开发替代器官"。面对这些新技术带来的独特机遇和挑战，美国FDA要求确保监管框架与被要求审查的新技术的独特属性相匹配。我国的医疗器械监管部门也同样面临着这样的挑战。近年来大量的个性化医疗需求牵引3D打印医疗器械直接通过医院审批方式进入临床。这就有可能带来新的无规则风险。3D打印技术发展走在了监管的前面，而器械计量体系、技术标准体系和检测认证体系等科学监管体系的滞后阻碍了个性化精准医疗的发展。患者和临床对3D打印医疗器械的迫切需求与相关监管制度规则缺失的矛盾成为制约该产业发展的瓶颈。因此，如何在监管科学中理清3D打印技术所涉及的创新设计、专用材料、工艺技术装备与医疗器械产品质量性能的关系，并建立合理、完备、有效的3D打印医疗器械的科学监管体系，需要材料工程、机械工程、生物医学工程和质量管理等多学科的交叉融合，结合监管科学的思维模式形成国际上领先的技术监测体系，推动我国3D打印医疗器械的监管体系发展，推动创新技术服务于人民健康。

（二）3D打印医疗器械的监管科学状况

在国际上与3D打印医疗器械监管工作密切相关的产品技术标准和质量控制规范基本处于空白，制约了3D打印医疗器械产业的发展。这一问题成为全球3D打印医疗器械产业发展面临的共性难题，国内外药监部门高度重视这一问题。

在国外，美国 FDA 2014 年 10 月召开了名为"医疗器械的增材制造：关于 3D 打印技术考虑的互动讨论"的研讨会，与其他政府部门、学术界、工业界和医学界共同探讨了 3D 打印医疗器械的质量、安全性和评价体系，这一事件成为全球医疗 3D 打印行业发展的重要里程碑。随后，美国 FDA 于 2017 年 12 月正式发布了增材制造医疗器械的指导原则，包含了对 3D 打印医疗器械全流程的材料、设计、制造、后处理、质量评测等方面的初步指导。欧盟也在 2017 年最新发布的医疗器械法规（MDR）中将 3D 打印医疗器械纳入其监管范围。日本药品与医疗器械管理局下属的监管科学研究中心与 20 余家学术机构建立了全面合作伙伴协议，在 3D 打印医疗器械方面共同拟定了大量的审批方法指南，例如 3D 打印颅颌面陶瓷植入物、颌面骨金属植入物的非临床试验评估指南等。

我国在 2018 年 2 月起发布了《定制式增材制造医疗器械注册技术审查指导原则（征求意见稿）》等若干针对定制式医疗器械的指导原则，并于 2019 年 7 月正式发布了《定制式医疗器械监督管理规定（试行）》。2017 年 12 月十二部门在印发《增材制造产业发展行动计划（2017—2020 年）》中，明确提出推动"3D 打印 + 医疗"示范作用，推动完善个性化医用增材制造产品在分类、临床检验、注册、市场准入等方面的政策法规。2020 年 2 月六部委在印发《增材制造标准领航行动计划（2020—2022 年）》中，明确指出以"标准引领"为行动原则，面向生物医疗领域研制一批可植入材料、设备、工艺和软件标准。

国内外药品监管部门均已认识到 3D 打印及其医学应用对原有监管体系的冲击，并已着手发展针对性的法规和指导原则体系。欧美日等发达国家在 3D 打印医疗器械的监管科学发展中更加重视政府部门与学术界、工业界和医学界的深入合作以应对技术进步带来的日益复杂的监管问题。

（三）3D 打印医疗器械的应用与监管科学发展方向

1. 3D 打印医疗器械的应用和发展

3D 打印技术引领了医疗器械产业的创新发展。目前 3D 打印医疗器械的发展可被归纳为以下四个层次：

第一层次是医疗模型和体外器械等第一类和第二类医疗器械产品，已有相关产品在我国获得医疗器械备案注册证并在部分省份被列入医保目录，在监管科学方面重点研究个性化设计与辅助功能的作用，尽快制定标准和指导原则，促进其规模化和应用。

第二层次是个性化硬组织替代物，这类产品目前已走向临床应用，典型的产品例如个性化钛合金盆骨替代物（图3-5）、个性化聚醚醚酮（PEEK）胸肋骨替代物（图3-6）等，与之相关的材料、设计、制造技术已较为成熟，临床应用逐渐扩大，相关产品在监管体系建立后形成大规模的产业发展，应该重点加大此方面的监管科学研究，重点开展个性化设计安全性研究，认识3D打印材料和结构对于替代物宿主组织适配性和生理功能重建的作用规律，为无源医疗器械个性化产品的大发展提供安全保障。

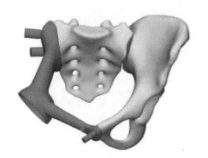 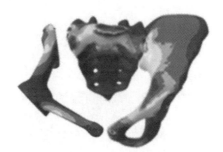

金属盆骨替代物设计　　　　　　　金属盆骨替代物力学分析

图 3-5　3D 打印个性化金属骨科植入物

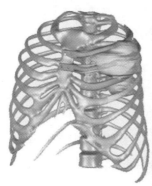 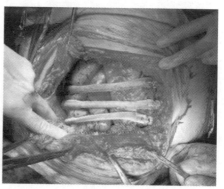

PEEK 胸肋骨替代物设计　　　2017 年 5 月世界首例 PEEK 肋骨植入物应用

图 3-6　3D 打印个性化 PEEK 骨科植入物

　　第三层次是个性化组织可降解植入物，目前已获得了临床试验的突破，例如个性化 3D 打印气管支架、个性化乳腺重建支架、软骨修复支架（3-7）等，与之相关的基础研究和应用研究正在逐步完善，是 3D 打印医疗器械未来的发展方向。这一方面监管科学重点应研究可降解材料降解与替代组织再生的匹配性，植入物结构与修复组织在各降解再生阶段的替代生长规律。

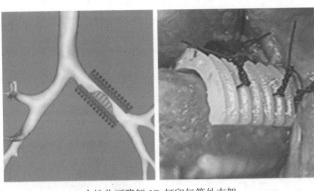

个性化可降解 3D 打印气管外支架

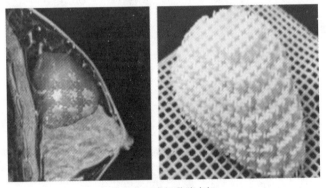

个性化可降解乳腺支架

图 3-7　3D 打印可降解植入物

　　第四层次则是细胞打印技术，尚处于基础研究阶段，未来或将用于药理模型的制造和多组织再生的构建。监管科学应关注细胞在 3D 打印中的受损和生长规律，评价其对于人体组织功能表达的准确性，进一步认识 3D 细胞体系与人体组织的融合与排异的规律。

2. 3D 打印医疗器械的监管科学发展方向

　　为支撑 3D 打印医疗器械技术的发展，需要建立合理、完善的监管体系，

3D 打印医疗器械的监管科学的发展方向如下。

（1）加强 3D 打印医疗器械的监管科学研究，建立科学的监管体系。3D 打印技术从根本上来说是带动了以个性化为特点的医疗器械的变革，传统的医疗评审体系需要重新建立和思考，包括法规、指导原则、技术标准等。个性化是 3D 打印医疗器械的重要优势，但"个性化"不等于"随意化"，应深入研究个性化医疗器械的共性基础原理问题，建立具有广泛普适性的通用监管科学体系，进而结合具体产品建立明确的技术规范。以骨科植入物为例，3D 打印个性化骨植入需要满足的共性要求包括材料的生物安全性、结构的力学强度和骨结合能力等，这些可在面向植入物的共性监管体系中予以体现。而具体到不同部位的植入物则有不同的功能需求，例如盆骨植入物需要能够承载人体上肢重量、关节植入物需要保证关节运动功能、胸肋骨替代物需保护胸腔内脏，均需要在针对性的技术规范中予以确立。这个过程中需要评估个性化与经济适用性的关系，不必要的个性化指标有可能带来成本的上升和过分的复杂性，这就需要通过科学的评估，实现治疗效果与治疗经济性的平衡。

（2）建立 3D 打印医疗器械全流程监管科学体系，支撑全生命周期监管。改变现有的在末端产品监管模式，监管体系应当前移，渗透到器械设计开发的全流程中。3D 打印医疗器械的两方面特点要求监管环节必须贯穿器械的全生命周期。包括：①器械设计：个性化医疗器械安全有效的核心环节是个性化产品设计，监管部门要对具有个性化设计过程监管，其中设计人员的能力和医生的参与是确保器械安全有效的重要保证。②制造工艺：3D 打印有别于传统的加工方法，在成形过程中材料会经历复杂的物理、化学变化，还可能引入杂质和缺陷，因此从制造角度来看监管科学必须对原材料、制造工艺、后处理和消毒灭菌的全过程进行科学认识，建立新的评测体系，例如 3D 打印的逐层制造原理，导致其具有制件会有各向异性，因此制造过程需要认识各向异性对器械的影响规律。③临床应用：监管科学需认识个性化产品对临床效果的影响，形成对个性化设计和 3D 打印制造产品的反馈与前端设计制造的改进。

（3）监管科学是监管进步和产业发展的基础，应前置布局和多学科交叉发展。3D 打印医疗器械监管科学与相关的材料、力学、机械、生物医学等学科紧密融合，做到与科学技术本身同步发展，从而实现监管科学的前瞻性和引领作用。在 3D 打印医疗器械逐渐从无生命的植入物向可降解、细胞打印层面的过程中，技术发展牵涉多学科的交叉融合和前沿探索，监管科学需要与技术发展相适应，例如对可降解植入物在体内的降解过程、生物支架对组织的诱导生长作用、植入物与植入部位周围组织的动态适配、细胞打印制备的药理模型与真实体内环境的一致性等问题的评价中，都需要监管科学结合其他学科的研究进展，制定科学、规范、可量化的软硬件一体化的监管体系，促进3D打印个性化精准医疗器械技术的安全有效发展。

3D打印医疗技术是支撑个性化和精准化医疗器械的先进制造技术，给现有的医疗器械监管带来了新挑战和新机遇，需要面向医疗器械安全和有效性，建立材料、设计、制造、应用多方面融合的监管科学体系，监管科学前置布局，与基础研究并行，建立医疗器械风险评估的科学体系，建立相关的评测标准体系，满足生产安全与经济适用性，为民众健康和产业发展提供保障。

第四节　体外诊断试剂监管科学

体外诊断试剂是指按医疗器械管理的体外诊断试剂，包括可单独使用或与仪器、器具、设备或系统组合使用，在疾病的预防、诊断、治疗监测、预后观察、健康状态评价以及遗传性疾病的预测过程中，用于对人体样本（各种体液、细胞、组织样本等）进行体外检测的试剂、试剂盒、校准品（物）、质控品（物）等。

体外诊断按检测原理或检测方法分类，主要分为生化诊断、免疫诊断、分子诊断、微生物诊断、尿液诊断、凝血类诊断、血液和流式细胞诊断等诊断方法，其中生化、免疫、分子诊断是目前我国体外诊断的主要方法。

随着新技术的蓬勃发展，体外诊断试剂新产品层出不穷。如何发展出一套有效的方法及工具来评估这些基于创新技术的体外诊断试剂产品，让患者可以早日接触到新技术所带来的好处，并免于受到其所带来的风险，是各国监管当局首要任务。这也带动了体外诊断试剂监管科学的发展。下文将介绍世界上主要国家的体外诊断试剂监管科学发展情况。

美国 FDA 在 2017 年提出"利用精准医学以及生物标志物来预测医疗器械产品的性能以及用于疾病的诊断、评估疾病发展"的监管科学研究方向，这也是最早系统性地提出对体外诊断产品的监管科学研究。

我国第一批监管科学研究课题未包含体外诊断产品，但随着体外诊断医疗器械新技术、新产品层出不穷，国家药品监督管理局医疗器械技术审评中心（CMDE）也牵头开展了一系列监管研究工作，出台了相关技术审评指南。

目前体外诊断产品监管研究的热点主要集中在精准医学和伴随诊断两个方向。近年，众多新产品通过这两种创新的审评审批方式获得批准上市。

一、精准医学

20 世纪 90 年代，包括中国在内的 6 个国家的众多科学家投身于一项伟大的工作：测定由 30 亿个碱基对组成的人类染色体的 DNA 序列，并破译其中的遗传信息，这就是人类基因组计划。2001 年，该计划公布了人类基因组图谱及初步分析结果。从此，人类开始大量获得生物分子层面的数据，开辟了基因组学、蛋白质组学、转录组学等方向，生物学进入了组学的时代。如此大量的组学数据中，包含了很多与人类健康紧密相关的数据。为此，科学家陆续提出了"转化医学"和"个体化医疗"的概念，希望把基础研究的成果转化成为临床应用，并能基于每个人不同的遗传密码展开针对个人的治疗。到 2011 年，科学家们把这些概念总结为"精准医学"，即组学大数据与医学的结合。换句话说，精准医学就是分析大量的分子水平上的生物信息，挖掘出与疾病相关的内容，用来帮助临床医学的诊断和治疗。

精准医疗（precision medicine）始于 2011 年美国国家科学院《迈向精准医疗：构建生物医学研究和知识网络及新的疾病分类体系》报告中。可理解为是以个体化医疗为基础，随着基因组测序技术快速进步以及生物信息与大数据科学交叉应用发展起来的新型医学概念与医疗模式，本质上是通过基因组、蛋白质组等组学技术和医学前沿技术，对大样本人群与特定疾病类型进行生物标志物的分析、鉴定、验证与应用，从而精确寻找到疾病的原因和治疗的靶点，并对一种疾病不同状态和过程进行精确亚分类，最终实现对患者进行个性化精准治疗的目的，提高疾病诊治与预防的效益。

2015 年中国成立了精准医疗战略专家组，由原国家卫生计生委和科技部牵头，论证启动精准医疗计划，积极跟进精准医疗的研究。2016 年国务院印发《"十三五"国家战略性新兴产业发展规划》，涉及医药产业的内容主要集中在生物技术方面，并提出到 2020 年形成一批具有较强国际竞争力的新型生物技术企业和生物经济集群。

在医药领域，以基因技术快速发展为契机，推动医疗向精准医疗和个性化医疗发展。精准医学的发展得益于基因组测序技术的快速进步以及生物信息与大数据科学的交叉应用。

（一）基于高通量测序技术的产品

基因测序技术的发展是精准医学领域的重要进步，目前应用最广泛的是高通量测序技术（Next Generation Sequencing，NGS）。高通量测序克服了第一代测序通量低、成本高和需要时间长的缺点，包含检测血液中游离的 DNA，作为肿瘤基因突变的筛检方法，以及产前遗传筛查等诊断技术，加速了精准医学的实现。同时，中国、美国等国家对于基于高通量测序技术相关产品的审评审批，正在探索新的监管思路，与此同时面临一些挑战。

中国在 NGS 领域的起步较晚，NGS 仪器按三类医疗器械进行监管。截至 2021 年共计 21 个基因测序仪产品在中国获得批准，部分头部企业无论在技术还是资质申报方面都走在前列，例如华大继 2014 年 BGISEQ-100、BGISEQ-1000，2016 年 BGISEQ-500 以及 2017 年 BGISEQ-50 获得 NMPA（原CFDA）注册证之后，共计拥有 7 款基因测序仪产品的医疗器械注册证。

同时，中国在 NGS 应用产品方面也取得了很大的突破，获批产品相对美国更为多样丰富，不仅包括肿瘤 NGS 产品，还包括生育方向和病原方向的NGS 应用产品陆续获得批准。截至 2021 年共计获批了 11 个生育 NGS 产品，9 个肿瘤 NGS 产品和 1 个病原 NGS 产品。2018 年 7 月，中国 NMPA 批准首个肿瘤 NGS 产品［人 EGFR/ALK/BRAF/KRAS 基因突变联合检测试剂盒（可逆末端终止测序法）］，标志着 NGS 正式进入肿瘤临床实践应用，但中国目前获批的肿瘤 NGS 产品均为"一个或几个药物对应一种检测"模式，跨越到"一个患者对应一个检测"模式还面临很多监管挑战和问题。

中国测序仪和相关应用产品上市产品资讯如表 3-5 所示。

表 3-5　中国测序仪和相关应用产品上市情况

产品名称	批准日期	注册人名称
人 EGFR/ALK/BRAF/KRAS 基因突变联合检测试剂盒（可逆末端终止测序法）	2018/7/23	广州燃石
人 EGFR、KRAS、BRAF、PIK3CA、ALK、ROS1 基因突变检测试剂盒（半导体测序法）	2018/8/13	天津诺禾
EGFR/ALK/ROS1/BRAF/KRAS/HER2 基因突变检测试剂盒（可逆末端终止测序法）	2018/9/30	南京世和
人类 10 基因突变联合检测试剂盒（可逆末端终止测序法）	2018/11/20	厦门艾德
人类 BRCA1 基因和 BRCA2 基因突变检测试剂盒（可逆末端终止测序法）	2019/2/27	厦门艾德
EGFR/KRAS/ALK 基因突变联合检测试剂盒（联合探针锚定聚合测序法）	2019/8/29	华大

续表

产品名称	批准日期	注册人名称
人 EGFR/KRAS/ALK 基因突变检测试剂盒（联合探针锚定聚合测序法）	2019/12/23	苏州吉因加
人 EGFR/KRAS/BRAF/HER2/ALK/ROS1 基因突变检测试剂盒（半导体测序法）	2020/2/5	厦门飞朔
人类 8 基因突变联合检测试剂盒（半导体测序法）	2020/1/22	北京泛生子
胎儿染色体非整倍体 21 三体、18 三体和 13 三体检测试剂盒（半导体测序法）	2014/11/4	达安基因
胎儿染色体非整倍体（T21、T18、T13）检测试剂盒（半导体测序法）	2015/2/12	博奥生物
胎儿染色体非整倍体（T13、T18、T21）检测试剂盒（可逆末端终止测序法）	2015/3/20	贝瑞和康
胎儿染色体非整倍体（T21、T18、T13）检测试剂盒（可逆末端终止测序法）	2017/3/3	安诺优达
胎儿染色体非整倍体（T21、T18、T13）检测试剂盒（联合探针锚定聚合测序法）	2017/1/13	华大基因
胎儿染色体非整倍体（T21、T18、T13）检测试剂盒（可逆末端终止测序法）	2019/9/29	凡迪医疗
胎儿染色体非整倍体 21 三体、18 三体和 13 三体检测试剂盒（半导体测序法）	2019/9/29	达瑞生物
胎儿染色体非整倍体（T13、T18、T21）检测试剂盒（可逆末端终止测序法）	2020/1/22	杰毅麦特
胎儿染色体非整倍体（T21、T18、T13）检测试剂盒（半导体测序）	2020/8/20	东莞博奥
胚胎植入前染色体非整倍体检测试剂盒（半导体测序法）	2020/2/26	苏州贝康
遗传性耳聋基因检测试剂盒（联合探针锚定聚合测序法）	2020/4/24	华大
新型冠状病毒 2019-nCoV 核酸检测试剂盒（联合探针锚定聚合测序法）	2020/1/26	华大

针对第一个美国 FDA 核准的 NGS 仪器 MiSeqDx Platform（k123989），因为申请上市时没有明确法规，使用了 DeNovo 分类程序重新进行风险等级判

定，最终将其判定为第二等级，需符合特殊控制（Special Control）提出 510k 申请，并纳入 CFR862.2265（product code：PFF）管理，随后美国 FDA 宣布 PFF 产品得免除 510k 申请（510k Exempt）。Ion PGM Dx System 以 510k Exempt 途径获批。

2013 年 11 月，美国 FDA 通过 510k 途径批准首个 NGS 仪器 MiSeqDx Platform 测序平台及囊性纤维化应用产品。从 2016 年底开始，随着多个肿瘤 NGS 产品陆续获批，美国 FDA 在体外诊断试剂监管科学方面取得了重大突破，打破了传统的"一个药物对应一种检测"模式，实现"一个患者对应一个检测"模式。检测基因从几个到几百个甚至上千个并跨越到上万个基因，表明美国 FDA 在监管科学进步极大地推动了精准医学的发展。

美国测序仪和相关应用产品上市产品资讯如表 3-6 所示。

表 3-6　美国测序仪和相关应用产品上市情况

产品名称	批准时间	申请人	分类	产品代码
MiSeqDx Platform	2013/11	Illumina	Class Ⅱ DeNovo	PFF
MiSeqDx Universal Kit	2013/11	Illumina	Class Ⅰ	PFT
MiSeqDx Cystic Fibrosis 139–Variant Assay	2013/11	Illumina	Class Ⅱ	PFR
MiSeqDx Cystic Fibrosis Clinical Sequencing Assay	2013/11	Illumina	Class Ⅱ	PFS
Ion PGM Dx System	2017/6	Life Technologies Corporation	Class Ⅱ 510K Exepmt	PFF
FoundationFocus CDxBRCA	2016/12	Foundation Medicine	Class Ⅲ	PQP
Oncomine DX Target Test	2017/6	Life Technologies Corporation	Class Ⅲ	PQP
MSK–IMPACT	2017/11	Memorial Sloan Kettering（MSK）	Class Ⅱ	PZM
FoundationOne CDx	2017/11	Foundation Medicine, Inc.	Class Ⅱ	PQP
Omics Core	2019/11	NantHealth, Inc.	Class Ⅱ	PZM
Guardant360® CDx	2020/07	Guardant Health, Inc.	Class Ⅲ	PQP
FoundationOne® Liquid CDx	2020/08	FoundationOne Liquid CDx（F1 Liquid CDx）	Class Ⅲ	PQP

（二）高通量测序技术产品的监管挑战

高通量测序是一种能够快速解析大片段 DNA 序列甚至是全基因组的新测序方法。可靠且准确的高通量测序技术加速了精准医学的发展，利于医疗人员基于每个患者的特点为其量身定制治疗方案。不同于传统检测方法检测单个或特定数量的物质来诊断疾病，高通量测序一次可以识别成千上万甚至数百万个基因变异的检测结果，来诊断或预测个体患病风险。

高通量测序的快速发展以及其优异的性能给各国监管当局的监管能力带来了巨大的挑战。如何保证病患可以及时享受这项新科技带来的好处并确保基于高通量测序技术检验方法的准确性、可靠性及其临床意义是各国监管当局最主要的任务。

基于高通量测序技术的体外诊断产品，在监管中的难题是临床评价。造成临床评价困难的原因，与其本质上与传统检验方法的差异有关，具体如下：

1. 与传统仅检测单个或定义数量的物质以诊断一种或几种特定状况的检测方法不同，基于高通量测序技术的检验方法可以在人类基因组的 30 亿个碱基对识别出几乎无限数量的变体。评估每个数据点是否准确需要花费数年的时间，因此会延迟公众接触新产品所带来好处的时间。

2. 体外诊断产品的开发者需要确定分析和报告的变体对于疾病的诊断具有临床意义。在许多情况下，精确地使用 NGS 测试是因为它们可以检测稀有变体，对于这些变体，要求测试开发人员提供支持临床意义的结论性证据可能不切实际。

3. 由于突变的罕见性以及在具有给定病理学的个体中与其他可能的致病性变异并存，通过 NGS 测试鉴定出的许多变异的临床相关性可能会受到限制。美国 FDA 的诊断法规旨在确保测试结果具有临床意义。如何以医生和消费者可以理解的方式传达有关遗传变异存在的重要性信息是一个挑战。

4. 许多遗传变异与特定疾病相关联的证据有限，因为该变异可能相当稀有或是需要在特定病理条件下与其他变异共存才有临床意义。某些诊断试剂开发宣称了某些遗传变异的临床意义，但证据不足以证明具有明确的临床意义，有时候证据可能只能证明两者之间有关联性，但是在某些情况下这些没有强烈证据的检验结果对医生及病患做临床决策有参考价值。

（三）精准医学监管研究

1. 中国精准医学监管研究

中国精准医学相关产品研发起步较晚，但行业发展快速，为了应对这类产品的监管，国家药品监督管理局研究制定了一系列新方法、新工具、新标准。国家药品监督管理局医疗器械技术审评中心（CMDE），针对国内精准医学产品的快速发展，积极开展技术审评指南的制定工作。

2014 年 3 月，CMDE 发布《肿瘤个体化治疗相关基因突变检测试剂技术审查指导原则》，是国内首个精准医学技术审评指南。该指南提出了在肿瘤的治疗中，无论是疗效还是毒性反应都存在较大的个体差异，生产企业必须充分意识到该类产品的潜在风险，根据本指导原则的要求对该类试剂的安全性和有效性进行科学合理的验证。首次在体外诊断试剂技术审评中提出个体化的概念，并为接下来药物伴随诊断试剂的审评审批奠定基础。

对于已有同类产品上市，基因突变类型与肿瘤个体化治疗方案的相关性已经得到确认的产品，申请人可以通过 2 种方法对试剂的临床应用有效性进行评价。①采用试剂盒检测与相关药物治疗相结合对特定肿瘤患者进行治疗前后跟踪临床研究的方法。②在充分结合相关的病例信息的情况下，采用考核试剂与参比方法进行对比试验的研究方法。

2017 年 4 月，CMDE 发布《胎儿染色体非整倍体（T21、T18、T13）检测试剂盒（高通量测序法）注册技术审查指导原则》，这是国内首个关于高通量基因测序方法的技术审评指南，根据高通量测序产品特点提出了新的要求，如阳性判断值中对算法的建议、上市后补充临床使用数据资料（有条件审批）等。这些监管方面的创新，使高通量测序技术为代表的产品在批准上市方面获得了更多的灵活性，既在一定程度上保证了产品的安全有效性，也满足了临床使用方面的急迫需求，并在使用过程中持续监测产品的安全有效性。

2019 年 12 月，CMDE 发布《肿瘤相关突变基因检测试剂（高通量测序法）性能评价通用注册技术审查指导原则》，这是 CMDE 发布的第二个关于高通量基因测序方法的技术审评指南。用于检测体细胞突变的 NGS 正在广泛用于肿瘤诊疗相关的分子检测，包括对特定基因的 DNA/RNA 进行测序，以寻找与肿瘤临床诊疗相关的基因变异。肿瘤基因突变类型包括点突变、插入、缺失、基因重排、拷贝数异常等广义的基因突变。本指导原则重点关注实体瘤检测中具有临床意义的体细胞变异和确保高质量的检测结果。应以患者的利益为中心，充分整合临床肿瘤学家对于精准诊治的观点，并考虑在我国推广应用的可操作性，可采用多样化的靶向基因组合检测。由靶向基因产生的信息可能会被用于诊断分类，指导治疗决策和（或）为特定肿瘤提供预后评价，不同产品包含的基因数量可能存在较大差异。

此外，为支持国内精准医学产品的技术审评，中国食品药品检定研究院也在牵头研制相关行业标准和国家参考品，如已发布的《YY/T 1723-2020 高通量基因测序仪》行业标准、测序仪性能评价用脱氧核糖核酸国家参考品、BRCA 基因突变国家参考品、肿瘤突变负荷检测国家参考品等。

在精准医学领域不断有新产品涌现，如液体活检、大 panel 基因检测、全外显子检测等，在应用领域上也有免疫治疗、遗传风险评估、预后监测等新的方向。虽然，我国在体外诊断试剂监管科学方面，已经具备工作基础，但还需要持续创新，以应对精准医学新技术快速发展。

2. 欧盟精准医学监管研究

近年来，欧盟各成员国力推精准医疗建设。2014 年 3 月，欧盟发布创新药物 2 期计划战略研究议程（IMI2），其主题是实现精准医疗，即正确的时机向正确的患者提供正确的预防治疗措施。IMI2 将带来新的工具、方法及预防和治疗方案，（直接或间接）促进个体化医疗的发展。2012 年，英国宣布对患有癌症及罕见疾病的十万英国人进行全基因组测序，旨在根据基因组学和临床数据为患者制定个性化疗法。英国技术战略委员会（TSB）还在 2014 年建立了"精准医学孵化器"，帮助英国在该领域加快创新步伐。同时，牛津大学已投入约 1.5 亿英镑，成立精准癌症医学研究所。法国早在 2012 年就在"投资未来计划"国家计划中，出资 1 亿欧元资助个体化医疗项目。

对于精准医学的监管，因欧盟医疗器械准入法规的特殊性，在 MDD（93/42/EEC）与 IVDD（97/79/EC）时期并未对精准医学领域，诸如 NGS、伴随诊断产品（CDx）有明确的阐述，相关产品的分类与欧盟注册准入路径仍与传统 MD 和 IVD 产品类似。

新的欧盟 IVDR（EU 2017/746）法规将于 2022 年 5 月正式实施，其中除诸如产品分类、新高度的通用安全及分析性能与临床试验要求、上市后监督趋严等要素的重大变化之外，已可以看到法规及相关欧盟指南中，详细说明、列举 NGS 与伴随诊断（CDx）相关产品的分类与合规路径等信息。

根据法规（EU）2017/746，考虑到医疗器械的预期用途及其固有风险，应分为 A、B、C 和 D 类（第 47 条）。由于 IVDR 规定的某些要求与医疗器械分类直接相关，因此根据附录Ⅷ，稳妥的基于风险的分类规则对于医疗器械的正确分类至关重要。特别是符合性评估路径高度依赖于分类，这反映在 D 类产品的合格评定审查（第 50 条）等概念中，欧盟高风险设备参考实验室的参与（第 100 条）以及与国家药品监督管理局或欧洲药品管理局（EMA）就伴随诊断（CDx）进行的专家会［第 48（3）条］。许多上市后要求也取决于产品类别，例如 C 类和 D 类设备的年度监督评估，或为指定设备准备上市后监督报告或定期安全更新报告（PSUR）的要求（第 80 和 81 条）。

在产品分类的定义、解释、举例中，也多次出现 NGS、伴随诊断（CDx）等明确的表述，根据不同的预期用途与风险等级，对于精准医学领域涉及的相关产品，其产品分类可覆盖 A 类至 C 类。

3. 日本精准医学监管研究

在精准医学领域，PMDA 一共组成了两个工作小组进行相关监管课题的研究。分别于 2009 年 3 月组成的多组学工作小组（オミックス WG），研究用于药物开发的生物标志物，结合药物基因组学、蛋白质组学、代谢组学等学科用于药品以及医疗器械的监管。在 2012 年 4 月组成的伴随诊断工作小组（コンパニオン诊断薬 WG），研究伴随诊断产品相关的议题，并发表相关的指南。

（1）多组学工作小组研究成果 在多组学方面至今没有官方的指南，其研究成果主要是以论文的形式发表于期刊以及学会上。主要研究内容聚焦于应用药物基因组学以及生物标志物在新药开发的临床研究。

（2）伴随诊断工作小组研究成果 伴随诊断工作小组汇总了所有日本目前获批的伴随诊断产品以及其相对应治疗产品，并且分别于 2013 年及 2018 年发表了两篇关于伴随诊断产品及其对应治疗产品开发的技术指南，以及 8 篇行政通知来说明伴随诊断产品和基因测序仪等产品在申报、审评审批上的注意要点。

2013 年药机发第 1224029 号文《伴随诊断和相关药物开发的技术指导》针对伴随诊断和相关药物开发的临床试验提出了几个需要注意的问题。首先，在生物标志物作为标的靶向药物开发初期，使用伴随诊断产品来检测患者是否为该生物标志物阳性，作为临床试验入组的基础，造成临床试验结果缺乏生物标志物阴性患者的数据，因此难以判断该生物标志物临床阈值（clinical cut-off value）设定是否妥当。因为在临床试验早期排除了阴性患者的入组，无法分析阳性患者以及阴性患者对于治疗产品的反应差异。因此在不侵害患者权益以及保证受试者安全的情况下，临床试验早期应适当的收集阴性患者数据。另外，可以通过分析已实施过的临床试验样本来判断生物标志物对于相关药物反应影响，但是理想的临床试验应是无作为的比较试验，因此应另外设置一个以阴性病患为主的无作为的比较试验来确定相关药物的有效性以及伴随诊断产品的适当性。使用未经充分验证（validated）的伴随诊断产品作为入组标准所实施的临床试验，会有无法正确将病患分组的风险。因此原则上应使用最终欲申报的伴随诊断产品进行临床试验。在不得已使用不同的伴随诊断产品作为最终申报产品的情况下，应进行两种分析方法的等效性试验。在进行等效性试验时，理想上应使用已实施的临床试验所保存的样本。但在样本保存或是被测物特性等理由下，可使用与临床试验相同的标准重新收集样本。在等效性试验中，检测范围和最小测量值必须重点评估，尤其是评估判断结果的一致性率和阈值附近的一致率最为重要。

4. 美国 FDA 精准医学监管研究

美国 FDA 对促进精准医学的监管做出了巨大推动。2011 年 8 月美国 FDA 发布了《促进美国 FDA 监管科学：战略计划》，明确了八个重点科学优先领域，强调以科学为基础的监管理念。其目的是发展评价产品安全性、有效性、质量和功能的新工具、标准和方法，促进药品、医疗器械的创新，为疾病的预防、治疗和诊断提供新的解决方案。其中与体外诊断医疗器械密切相关的优先领域为第二项，"刺激临床评估和个性化医学的创新，以改善产品开发和患者结果"。体外诊断医疗器械制造商可以借助于广泛可获取的生物学信息，能处理复杂生物信息学的工具以及高通量测序的方法，能够快速鉴定可用于产品开发的治疗标靶。对于通过基因组变异来预测病患对特定治疗方法的反应也取得了重大进展，提高了现有临床用药的使用效果，让伴随诊断的开发变得更为容易，促进了精准医学的发展。

美国 FDA 设备与放射健康中心（Center for Devices and Radiological

Health，CDRH）在 2017 年发布了针对医疗器械监管科学的研究指南 *CDRH Regulatory Science Priorities*（*FY2017*），提出利用精准医学以及生物标志物来预测医疗器械产品的性能以及用于疾病的诊断、评估疾病发展等监管科学研究方向。

2018 年 4 月，美国 FDA 完成了两项指南，这两个指南对设计、开发和验证使用高通量测序技术（NGS）的体外诊断产品提供了建议，并在精准医学的持续发展中发挥重要作用。这两个指南分别聚焦于数据库和标准两方面。美国 FDA 发表了《使用公众人类基因变异资料库来支持基因体外临床诊断临床评价指南》。诊断产品的开发厂商可以使用美国 FDA 认可的公共数据库作为其临床证据，并有助于确保对基因组测试结果进行准确的临床评估。该指南描述了产品开发人员如何使用这些数据库来支持他们正在开发的 NGS 测试的临床验证。使用美国 FDA 认可的数据库将为诊断产品的开发厂商提供有效的途径来开发新产品。美国 FDA 认为使用高质量的遗传数据库来提供有关遗传变异及其与疾病的关联的信息，从而通过提供有关此类关联的证据和证据的强度来更好地确定 NGS 检测的临床表现。这些公共数据库包含 ClinGen 之类的资源，该资源由美国国立卫生研究院（NIH）维护。ClinGen 致力于专家评估研究数据以及每年进行的数十万临床遗传学测试数据，以确定哪些变体与患者护理最相关。NIH 已与临床和科学界合作，为遗传变异与疾病之间的关联强度建立标准，该标准超过了最低标准，以确保存在某些关联的可信证据。一旦将 ClinGen 程序应用于变体 - 疾病关联的证据，它将提供有关证据水平和充分性的结论，支持遗传变异与疾病或状况之间的有效关联。ClinGen 流程允许在生成新证据并将其输入 ClinVar 时更新变异疾病链接的强度。

在分析方法的性能验证方面，美国 FDA 同时发表了另一份指南《预期用途是筛查遗传疾病的诊断提供帮助的基于高通量测序（NGS）的体外诊断（IVD）的设计、开发和分析验证的想法》，为设计、开发、验证用于诊断患有可疑遗传疾病的体外诊断产品提供了指引。该指南描述了美国 FDA 将在上市前提交的文件中寻找什么来确定测试的分析有效性，包括如何检测特定基因组变化是否存在的验证方法。NGS 相关技术进步快速，该指南还鼓励社会大众参与标准制定组织（standards developing organizations，SDOs）所开发的 NGS 相关标准。

二、伴随诊断监管科学

伴随诊断（companion diagnostic，CDx）是一种体外诊断技术，是由分析患者身上特定的生物标志物（biomarker），能够提供患者针对特定治疗药物的治疗反应的信息，有助于确定能够从某一治疗产品中获益的患者群体，以预测该药物对于患者是否有效且安全。与传统体外诊断试剂相比，伴随诊断试剂一旦发生误诊不仅延误患者治疗，甚至可能产生严重的副作用危及患者生命。因此，伴随诊断试剂必须接受更严格的监管。

（一）伴随诊断产品概述

伴随诊断产品通常可用于：①辨识出对特定药物最有可能受益的患者；②辨识出患者可能因使用特定药物而增加副作用的风险；③监测调整治疗方式（例如疗程、剂量、中断治疗等）的反应以达到增进安全性或有效性的目的。欧盟 IVDR（2017/746 号）将伴随诊断产品的管理类别划为 C 类，欧盟对于伴随诊断产品的管理类型相对较高。例如用于确定是否有资格接受克唑替尼或吉非替尼治疗患者的产品，均按 C 类进行监管（分类规则最高为 D 类，最低为 A 类）。

美国获批的伴随诊断产品，大部分按Ⅲ类医疗器械进行管理，少数产品按Ⅱ类医疗器械进行管理。美国 FDA 将已上市的伴随诊断产品整理并公告于其网站并及时更新。这一类的产品可用于辅助医师确定特定治疗药物对于患者的效益以及其潜在的副作用及风险，将治疗方式向个人化医疗迈进，是癌症治疗的重要里程碑。美国 FDA 批准上市的靶向药物的种类和数量相对较多，因此伴随诊断产品也非常丰富，目前有四十余个产品获得美国 FDA 批准上市。

我国目前批准的伴随诊断产品均按第三类体外诊断试剂管理。因国内批准上市的靶向药物较少，因此批准的产品种类有限，常见的相关生物标志物如 EGFR、ALK、ROS1、Her2、BRAF、PDGFR 等。

（二）伴随诊断产品的监管挑战

若是伴随诊断产品提供了不准确的结果，则基于此结果所做出的治疗方案将无法为患者带来最大的效益。因此确保伴随诊断产品能有稳定的分析性能且其结果具有临床意义是监管单位所面临的一大挑战。由于伴随诊断产品的特性，其搭配的治疗药物在临床试验早期阶段需要考虑伴随诊断产品的应用。因此与药物的共同开发过程也是伴随诊断产品的一个监管挑战。

（三）伴随诊断产品监管科学研究进展

美国 FDA 是最早开展伴随诊断产品监管研究的机构，在 2014 年 7 月 31 日发布了《行业指南：体外伴随诊断设备》，以协助药企在药物开发的早期阶段确定对伴随诊断产品的需求，并协助计划药物和伴随诊断产品同步开发、诊断、测试。该指南的最终目的是促进早期合作，从而使患有严重且威胁生命的疾病的患者更快地获得有希望的新疗法。随后在 2016 年 7 月 15 日发布了指导原则草案《与治疗产品体外伴随诊断设备的共同开发原则》。该指南文件旨在作为实用指南，以协助治疗产品开发商和体外诊断产品商可以同步开发治疗产品和相应的伴随诊断产品。在 2018 年 12 月 7 日发布了指南草案《为特定类别的肿瘤治疗产品的体外伴随诊断设备的开发和标记指南》，旨在促进对肿瘤治疗药物的诊断测试进行类别标记科学适用的产品。

我国伴随诊断产品监管研究起步较晚，但发展快速。2014 年，CMDE 发布《肿瘤个体化治疗相关基因突变检测试剂技术审查指导原则》，虽未明确伴随诊断的概念，但已基本形成伴随诊断产品的审评审批逻辑。2020 年，CMDE 针对伴随诊断产品发布了两个技术审评指南的征求意见稿。2020 年 8 月发布的《基于同类治疗药品的肿瘤伴随诊断试剂说明书更新与技术审查指导原则（征求意见稿）》。提出基于传统的伴随诊断模式，我国已批准多项伴随诊断试剂分别适用于不同的肿瘤治疗药品。随着精准医疗需求的不断增加，伴随诊断试剂声称其伴随特定的具体治疗药品的方式可能限制其潜在的更广泛应用。立足肿瘤患者需求，该指导原则适用于有明确科学结论表明适用于同类治疗药品的肿瘤检测试剂，简化相关产品说明书预期用途要求。

2020 年 9 月发布的《已上市抗肿瘤药物的伴随诊断试剂临床试验指导原则（征求意见稿）》，提出伴随诊断试剂的注册申报逐年增多且情况较为复杂，在产品开发形式上，有些产品与相关抗肿瘤药物共同开发，有些产品则在抗肿瘤药物上市后进行开发，针对同一个抗肿瘤药物开发多个伴随诊断试剂的现状尤为突出，因此制定指导原则旨在充分考虑我国国情的前提下，为申请人提供伴随诊断试剂的临床评价方式。伴随诊断产品在研究过程中需要和治疗类产品相结合，在审评模式上也需考虑药物和体外诊断试剂共同审评审批。

三、结语

我国体外诊断试剂行业飞速发展，体外诊断试剂已广泛应用于医学科研和临床检验，极大地推进了临床检验医学水平的提高与进步。我国体外诊断试剂监管研究起步较晚，行业发展快速，产品同质化程度高，国内体外诊断试剂企业和制药企业的合作模式也是处在探索阶段。我国投入体外诊断试剂产品应用开发的厂商不断增加，从 2018 年起，以肿瘤高通量测序检测试剂为代表的新技术、新产品接连获批。至 2018 年底，中国市场上仅基于肿瘤高通量测序检测，已出现二十余家估值超过十亿元人民币的公司。伴随诊断、肿瘤早期筛查与药物研发是肿瘤领域应用的三大场景，其中伴随诊断是当前肿瘤检测在中国最为主要的应用领域（超过 95%）。如何促进行业发展并同时保障患者安全是监管科学最主要的议题。由于技术的新颖性，应将产业界、学界专家的意见纳入到法规、标准制定的依据内。

监管方面，针对体外诊断试剂行业快速发展，监管部门在积极探索审评审批方法，初步制定了相关指南、标准。随着技术不断进步、临床医学研究快速发展，如肿瘤大 panel 产品、全外显子检测产品、宏基因组检测产品已初步展示临床价值，如何加速新方法的临床应用，同时科学合理的审评审批，需要我们通过监管科学学科建设，探索新方法、新工具、新标准。

推动我国精准医学发展，加速创新临床应用，需要监管部门、体外诊断试剂和制药企业、临床单位、科研机构的密切合作。针对体外诊断试剂领域的监管科学研究，势在必行。

参考文献

［1］毛振宾，张雅娟，林尚雄.中国特色监管科学的理论创新与学科构建［J］.中国食品药品监管，2020（9）：1673-5390.

［2］何水英，张建同，徐益民.我国医疗器械监管和风险管理现状分析［J］.江苏科技信息，2015（26）：51-54.

［3］张丽.我国医疗机构医疗器械不良事件风险管理研究［D］.首都经济贸易大学，2013.

［4］杭飞. 构建以新一代生物材料为主体的新产业体系［J］. 中国材料进展, 2015, 34（10）: 726-727.

［5］李安渝, 童晓渝, 敖强. 筑牢医疗器械监管科学理论根基［N］. 中国医药报, 2020-05-20（001）.

［6］王迎军, 郝丽静, 杭飞. 激发创新活力, 推动医疗器械产业高质量发展［N］. 中国食品药品网, 2020: 7-9.

［7］张凯, 孙鑫, 喻佳洁, 等. 医疗器械监管科学与循证科学［J］. 中国循证医学杂志, 2019, 5: 527-531.

［8］蒋海洪. 监管科学为医疗器械创新提供新动能［N］. 中国医药报, 2020-01-21（001）.

［9］焦红. 医疗器械监管科学研讨会上的讲话［R］. 2019: 8-22.

［10］毛振宾, 张亚娟, 林尚雄. 中国特色监管科学的理论创新与学科构建［J］. 中国食品药品监管, 2020, 9: 4-15.

［11］张凯, 张兴栋, 孙鑫, 等. 医疗器械监管科学与循证医学［J］. 中国循证医学杂志, 2019, 19（5）: 527-531.

［12］李安渝, 童晓渝, 敖强. 筑牢医疗器械监管科学理论根基［N］. 中国医药报, 2020-05-20（001）.

［13］卢秉恒. 增材制造技术——现状与未来［J］. 中国机械工程, 2020, 31（1）: 19-23.

［14］李涤尘, 贺健康, 田小永, 等. 增材制造: 实现宏微结构一体化制造［J］. 机械工程学报, 2013, 49（6）: 129-135.

［15］Kang HW, Lee SJ, Ko IK, et al. A 3D bioprinting system to produce human-scale tissue constructs with structural integrity［J］. Nature Biotechnology, 2016, 34（3）: 312.

［16］李涤尘, 杨春成, 康建峰, 等. 大尺寸个体化 PEEK 植入物精准设计与控性定制研究［J］. 机械工程学报, 2018, 54（23）: 121-125.

［17］Zijie Meng, Jiankang He, Jiaxin Li, et.al. Melt-based, solvent-free additive manufacturing of biodegradable polymeric scaffolds with designer microstructures for tailored mechanical/ biological properties and clinical applications［J］. Virtual and Physical Prototyping, 2020, 15（4）: 417-444

第四章
化妆品监管科学

第一节　概述

　　党的十九大报告指出，人民群众对美好生活的向往是我们的奋斗目标。安全高质量的化妆品已经成为广大人民群众美好生活需要的重要组成部分。作为最先开放的行业之一，40 年来我国化妆品行业迅猛发展，市场销售额以年均10% 左右的速度快速增长，化妆品已由少数人的奢侈品，变成了人们的日用品。不仅如此，化妆品也是集科学、技术、文化和艺术于一体的时尚产品，与人民群众生活息息相关，成为人民追求美好生活的载体和"美丽经济"的重要组成部分。而化妆品监管工作，既是为"美好生活"保驾护航，又为"美丽经济"提供保障。

　　2019 年 4 月 30 日，国家药品监督管理局启动了中国药品监管科学行动计划，正式开展药品、医疗器械、化妆品监管科学研究。尽管监管科学在国际上已发展多年并初具成效，但我国仍处于起步阶段，尤其在化妆品监管领域中的应用更是刚刚开始，业内对化妆品监管科学的内涵、定义和应用范围也尚未达成广泛共识。

　　2020 年对于化妆品行业而言是具有里程碑意义的一年。2020 年 6 月，国务院总理李克强签署国务院令，正式颁布《化妆品监督管理条例》，自 2021 年1 月 1 日起施行。这标志着中国"美丽经济"正朝着高水平、高质量、国际化方向发展。

一、起步阶段

　　2019 年国家药监局发布《监管科学行动计划》(以下简称《计划》),《计划》决定开展药品、医疗器械、化妆品监管科学研究，启动实施中国药品监管科学行动计划，并确定首批九个重点研究项目。《计划》指出，立足我国药品监管工作实际，围绕药品审评审批制度改革创新，密切跟踪国际监管发展前沿，拟通过监管工具、标准、方法等系列创新，经过 3~5 年的努力，制定一批监管政策、审评技术规范指南、检查检验评价技术及技术标准等，有效解决影响和制约药品创新、质量、效率的突出性问题，加快实现药品治理体系和治理能力现代化。监管科学行动计划明确了 3 项重点任务：建设 3~5 家药品监管科学研究基地；启动一批监管科学重点项目；推出一批药品审评与监管新制度、新工具、新标准、新方法。监管科学重点项目将分批分期推出，实现关键领域突破。

不仅如此，《计划》首次提出了化妆品监管科学的概念，并提出对化妆品安全性研究进行建设。首批启动的行动计划项目共有 9 项，包括细胞和基因治疗产品技术评价与监管体系研究等研究，最后一项为化妆品安全性评价方法研究。为化妆品监管科学的开展奠定基础。在《计划》的指导下，化妆品监管科学研究基地将依托国内知名高等院校、科研机构，围绕化妆品全生命周期，开展监管科学重点项目研究，开发系列新工具、新标准和新方法，夯实我国化妆品监管科学基础，助力化妆品监管科学可持续发展。同时，深入开展化妆品监管科学基础理论研究，推进监管科学学科建设，培养监管科学领军人才。

二、发展现状

2020 年 6 月 16 日，我国发布了《化妆品监督管理条例》（以下简称《条例》），从根本上解决了我国化妆品行业高速发展的现状与化妆品法规相对滞后之间的矛盾。《条例》的颁布实施，标志着我国化妆品立法和监管体制改革进入了全新时期，也是在化妆品立法领域落实"放管服"改革的充分体现。在对行业进行深入调研和科学论证的基础上，以《条例》为纲的化妆品监管将突出以"放"激发市场活力、以"管"营造公平秩序、以"服"实现高效便利的时代特征，全面规范和促进行业的健康有序发展。

与原《条例》相比，新《条例》的变化主要体现在以下几个方面：①对化妆品进行全新的定义并重新规划其分类。例如，原《条例》化妆品定义中"消除不良气味"删除，将原有具备这样产品属性的产品并入新《条例》中"美化"的定义范畴。此外，增加了化妆品"保护"皮肤的属性，上述两点修订都将化妆品的定义描述的更加科学、准确。同时，新《条例》将原《条例》中 9 类特殊用途化妆品调整成为"5+X"类特殊化妆品。②按照风险管理的理念对产品和原料进行分类分级管理。对于我国境内首次使用的化妆品新原料而言，高风险新原料由国务院直属药品监督管理部门进行注册制管理，其他化妆品新原料按照备案制进行管理。对于化妆品而言，特殊化妆品、进口普通化妆品由国家药品监督管理局进行管理，省、自治区、直辖市药品监督管理部门承担的化妆品备案工作。此外，国家药品监督管理局可以委托具备相应能力的省、自治区、直辖市药品监督管理部门实施进口普通化妆品备案管理工作。③进一步明确并提升了化妆品相关责任人的主体责任。新《条例》明确了注册人、备案人及质量安全负责人的职责，即首次提出化妆品注册人、备案人需要对产品的质量安全及功效宣称负责。当前国内注册备案的化妆品责任主体约 6.9 万家，其中持有生产许可证的企业只有 5000 多家，大多数责任主体不具备实际生产能力，而是通过委托生产的方式生产化妆品。监管部门必须对上述相关责任主体实施有效监管。同时，条例明确要求注册人、备案人应当是依法设立的企业或者其他组织。生产企业、经营企业、自行生产或者委托生产，应当遵守国家法规标准，履行上市前、上市后全程管理各项义务。④有效联合社会资源推行社会共治，理清及健全消费者、化妆品企业、行业协会、第三方机构与监管部门各方责任，推动行业健康发展。具体来讲，消费者需要科学认识化妆品所具备的属性及功效，进行理性消费。化妆品企业建立注册人、备案人制度，对化妆品的质量安全和功效宣称负责。生产经营者依照法规要求从事生产经营活动，保证化妆品质量安全。行业协会及其他社会组织，加强行业自律，推动诚信建设，依法进行社会监督。针对第三方机构，新《条例》鼓励其参与化妆品安全治理，充分利用第三方社会资源，提高化妆品安全治理水平。对于监管部门，需要加强化妆品监督管理，保证化妆品质量安全，保障消费者健康。⑤大幅提升了打击违法违规行为的力度。从整体上讲，对于化妆品上市前、流通中、上市后的违法情形全覆盖，按照有过必罚，过罚相当的原则进行要求。此外，驱使消费者购买化妆品的原动力是来源于其所宣称的功效，新《条例》按照社会共治整体思路，要求化妆品产品的注册人、备案人将产品的功效评价摘要上传到国家药品监督管理局指定网站，接受社会监督。

三、化妆品监管新工具、新方法、新标准

行业的健康发展离不开科学的监管和技术法规的规范，在化妆品的监管体系中，将使用的工具、提出的方法、执行的标准作为主要监管手段，不但保障了消费者的用妆安全，还将提升了化妆品产业发展的速度。随着科技的进步，我国化妆品行业已进入新的历史时期，行业中工具、方法和标准的不断革新，

让化妆品监管变得更加有规可循、有法可依。

（一）新工具

工具是指为达到、完成或促进某一事物的手段，是管理者实现管理目的不可缺少的中介要素。为贯彻落实《化妆品监督管理条例》，国家药品监督管理局组织起草了《化妆品注册备案资料规范》《化妆品生产质量管理规范》《化妆品抽样检验管理规范》等征求意见稿，为在新时期新《条例》的有效实施配备了新工具。新工具的出现，意味着化妆品行业进入了一个崭新的发展时期。为落实"全程治理"的监管理念，我国将对化妆品上市前后的质量安全进行严格管理。《化妆品新原料注册与备案资料规范（征求意见稿）》《化妆品功效宣称评价规范》等将成为产品上市前的监管新工具，创新了监管制度和监管理念，既能保证注册、备案资料规范提交，配合行政许可系统优化重构，还解决了虚假宣传等问题。流通中的产品可以通过《反不正当竞争法》《消费者权益保护法》等法律规范解决广告内容不真实、不合法等问题。

（二）新方法

方法是主体依据对客观发展规律的认知而为自己规定的活动方法和行为准则，方法虽然也被人们称为活动的手段，但它是人类认识客观世界和改造客观世界应遵循的某种方式、途径和程序的总和。目前正在使用的 2015 年版《化妆品安全技术规范》作为化妆品监管中的重要手段，不仅使我国化妆品法规逐渐与国际接轨，同时对行业中新配方的设计和新产品的开发具有重要的指导作用。为了配合新时期下新《条例》的实施，构建和指导新时期化妆品法规体系，《化妆品注册备案管理办法》《化妆品生产经营监督管理办法（征求意见稿）》等新方法进一步细化了各环节的监督管理手段。为了最大程度的减少或避免化妆品安全事件发生，保障消费者权益，《化妆品补充检验方法管理办法（征求意见稿）》《化妆品不良反应监测管理办法（征求意见稿）》等管理办法，对检测掺杂掺假或者使用禁用原料生产的化妆品提供了新检测方法，不仅加快了检验检测体系建设，还进一步推进化妆品不良反应监测与评价工作。

（三）新标准

标准是通过标准化活动，按照规定的程序经协商一致制定，为各种活动或其结果提供规则、指南或特征，供共同使用和重复使用的文件。如今我国现行的化妆品标准体系共涉及标准文件 244 部，为我国化妆品生产经营的全过程提供了标准化的技术支撑。《化妆品安全技术规范》中涵盖了一些国家强制性标准，为我国化妆品注册与备案以及上市后的管理提供了重要的依据。但目前化妆品标准体系不健全、标准文件不统一、缺乏化妆品原料与包材标准等问题，针对这一情况，建议国家相关部门组织开展化妆品标准一致性研究、构建化妆品原料标准体系和化妆品包材标准体系等，建议把植物原料标准体系、制定化妆品包装材料质量安全国家标准等作为重点建设目标，更好地满足化妆品产业的科技创新需求，引导化妆品产业健康发展。

第二节 化妆品原料监管科学

一、化妆品原料概述

化妆品原料是用于化妆品生产的原始物料的统称，是产品质量和功效的源头，化妆品生产过程中的重要管控环节。化妆品原料的使用和管理水平也将直接影响化妆品产品的安全性。

从国内化妆品行业的现状出发，无论在生产环节、流通环节还是使用环节，对原料性质的认知不断加深，对原料的安全性管理逐步加强。化妆品原料对化妆品产品生命力和竞争力的重要作用也在逐步显现。因此，基于当前行业形势和监管制度，进行化妆品原料的监管科学建设尤为重要，具体体现在如下几方面。

1. 对化妆品原料实施科学有效的监管，是保证原料合规使用，鼓励原料研发创新的重要举措。随着科学技术的发展和认知水平的提升，对化妆品原料的重视程度与日俱增，化妆品原料成为行业关注的热点。与产品生产管理相比，目前国内针对化妆品原料生产的管理相对不完善，大部分原料的原料标准也尚未建立，在研发领域鼓励发展新原料的政策力度薄弱，因此出现了原料质量参差不齐的局面，甚至有假冒伪劣、安全性存在问题的原料及未通过审批的新原料直接流入化妆品市场的现象，严重影响了产品质量和使用安全。从加强原料企业的管理，完善原料标准体系，引导原料合法生产、安全使用等核心领域出发，发挥监管科学优势，深入研究化妆品原料监管的内容、范围并进行合理布局，对实现原料科学监管意义重大。

2. 对化妆品原料实施精准到位的监管，为提升产品安全性，建立追溯制度，预防和解决安全性事件提供基础支持。化妆品安全事件的发生绝大多数能溯源到原料，根据相关法律法规，按照风险因素分类分级的原则，对原料进行科学的类别划分，研究每一类原料的特征参数及对应的安全性数据成为当前实现化妆品原料科学监管的一项重要任务。通过基础数据的完善推动实现原料的精准监管，对可能由原料导致的安全事件提早做出预警，对已经发生的安全事件及时有效控制，对需要排查原因的安全事件正确做出判断，对需要后期处理的安全事件进行妥善解决。

3. 对化妆品原料实施系统全面的监管，使国内行业建立对原料的客观且系统化的认知，促成行业与国际接轨。依托于当前发达的信息和通讯技术，各领域和行业全球一体化的趋势越发明显。中国作为全球第二大化妆品消费市场，在全球化妆品行业中的作用不可小觑。但从化妆品行业整体技术水平看，与发达国家或地区相比，由于行业起步相对较晚，前期科研投入不足，致使专业认知水平仍有待提升。《化妆品安全技术规范》和《已使用化妆品原料名称目录》的发布，对推进国内化妆品原料系统化管理起到了重要作用。但相对于美国、欧盟、日本等国家或地区，国内对化妆品原料的研究还不够全面系统，在一定范围内形成了普遍认为进口原料的质量高于国产原料的舆论导向。因此，根据中国化妆品行业发展现状和监管需要，全面构建符合国内行业特点和政策法规要求的化妆品原料数据保障体系，既有利于国内化妆品原料在研发、生产和使用全过程的优化改进，也有利于提升原料和产品的国际竞争力，助力国内产品拓展国际市场。

二、化妆品原料的监管

当前，国内化妆品原料的监管主要通过以下几种管理模式实现。①随着产品的许可或备案对原料的使用情况进行校验式管理。按照相关法律法规，监管部门会要求企业在申报许可或申请备案的资料中提供化妆品中使用的原料并附上相应的原料规格证明文件，在进行评审或检查时进行核对，这种管理方式在一定程度上保证了原料使用的合规性和基本要求。②结合日常监督检查对原料储存和使用进行巡查式管理，即监管部门在日常检查和飞行检查中对化妆品生产企业库存放原料和生产过程使用原料的监督管理。通过检查，可以有效规范企业的生产行为并对生产存在缺陷的企业起到一定的警示作用。③对新原料的准入式管理。即未收录于《已使用化妆品原料名称目录》的原料，在用于化妆品生产前应先通过审批。根据《化妆品监督管理条例》落实"放管服"的总体要求，高风险化妆品新原料需要经过国家药品监督管理局指定部门及流程进行注册制管理，其他化妆品新原料按照备案制进行管理，即备案即上市原则。同时，化妆品新原料的注册人及备案人需要每年定期向化妆品监督管理部门提交化妆品新原料安全评估报告。如在三年的监测期内未出现安全事件的化妆品新原料，进入《已使用化妆品原料名称目录》，按照清单制进行管理。通过准入式管理一方面最大限度保障了原料使用的安全性，另一方面也全面收集了新原料的数据信息。④对原料安全的评价式管理。随着近些年安全事件的发生，原料安全越发得到重视，现有对原料安全的控制主要通过对配方中原料合法性的审查、配伍性的评判和原料中可能存在风险物质的评估三方面来实现。⑤对已使用原料的清单式管理，已经包括已使用原料的规范命名，必要的备注事项，索引号信息等。

（一）化妆品原料检验监管科学

化妆品原料的检验检测监管科学主要以 2015 年版《化妆品安全技术规范》（以下简称《规范》）及《化妆品注册备案管理办法》为依据，开展检验检测技术工作。《规范》明确提出化妆品配方中不得使用《规范》中明确的化妆品禁用组分。若技术上无法避免禁用物质作为杂质带入化妆品时，国家有限量规定的应符合其规定。未规定限量的，应进行安全性风险评估，确保在正常、合理及可预见的适用条件下不得对人体健康产生危害。此外，化妆品配方中的原料如属于《规范》化妆品限用组分中所列的物质，使用要求应符合表中规定。同时，化妆品配方中所用防腐剂、防晒剂、着色剂、染发剂，必须是对应《规范》所列的物质，使用要求应符合表中规定。

化妆品新原料主要依据《化妆品新原料注册备案资料管理规定》提供技术资料。根据要求，化妆品新原料注册人或备案人所提供的毒理学试验报告和防腐、防晒、祛斑美白及新功能评价报告应由具有 CMA 或 CNAS 资质，或符合国际通行的《良好临床操作规范》（Good Clinical Practice，GCP）或《良好实验室操作规范》（Good Laboratory Practice，GLP）的实验室出具，毒理学试验方法应采用《化妆品安全技术规范》收录的方法进行检验，如采用《化妆品安全技术规范》未收录的方法，应按照国际通行的方法或国家标准等方法进行检验。同时，实验室应提供其资质证明，并应对其出具的检验结果的真实性负责，如采用方法与《化妆品安全技术规范》中的方法不一致，应提供两种方法所得结果一致的证明资料。理化、微生物检验及防腐、防晒、祛斑美白和新功能之外的功能评价检验可由注册人或备案人自行开展或委托具备相应能力的检测机构承担，理化、微生物和功能评价等检验方法应按照《化妆品安全技术规范》《中华人民共和国药典》、国家标准等标准方法的顺序优先采用。注册人或备案人对其提供的检验样品和有关资料的真实性、完整性负责。如果注册人或备案人自行开展检验工作，应提供自我声明保证结果的真实客观。

（二）化妆品原料审评审批监管科学

化妆品原料作为化妆品创新的源头，是促进行业发展的关键点和风险点。在化妆品原料的管理制度中，新发布的《化妆品监督管理条例》（以下简称《条例》）将化妆品原料分为新原料和已知原料，并对已知原料实施目录管理。为满足《化妆品卫生监管条例》中"使用化妆品新原料生产化妆品，必须经国务院卫生行政部门批准"的要求，原国家食品药品监督管理局于 2011 年 5 月发布了《化妆品新原料申报与审评指南》。该指南中明确，所有化妆品新原料的审评重点是审核新原料的来源、使用目的、理化特性、生产工艺、使用限量及依据、范围、质量安全控制要求和必要的毒理学评价资料等。由于原审评审批流程设置的原因，获批的化妆品新原料数量屈指可数，对于化妆品产品的创新性、创造性促进效果不明显。在新发布的《条例》中，修改了化妆品新原料的审评审批制度，即新原料需按照风险程度高低进行分类管理。其中，具有防腐、防晒、着色、染发、祛斑美白功能的 5 类新原料以及其他较高风险新原料应实施注册管理制度，在用于化妆品生产前要经国务院药品监督管理局部门进行注册；较低风险的化妆品新原料则应实施备案管理制度，在使用前要向国务院药品监督管理部门进行备案。化妆品新原料根据《条例》进行管理后，不仅调动了企业申报的积极性，还推动化妆品行业高质量发展。

化妆品新原料的注册备案在新《条例》中也有所调整，不仅提高了新原料使用速率，也提升了企业创新能力。对于化妆品新原料的注册，国务院药品监督管理部门应在申请人提出申请起 3 个工作日内将申请资料转交技术审评机构，技术审评机构应在收到申请资料之日起 90 个工作日内完成技术审评，并提交审评意见。国务院药品监督管理部门应当自收到审评意见之日起 20 个工作日内做出决定。对于化妆品新原料的备案，备案人通过国务院药品监督管理部门在线政务服务平台提交本条例规定的备案资料后即完成备案。同时还设置了新原料使用安全情况报告，要求新原料申请人、备案人在已经注册、备案的化妆品新原料投入使用后 3 年内，每年向国务院药品监督管理部门报告新原料的使用和安全情况，对存在安全问题的化妆品新原料，由国务院药品监督管理部门撤销注册或者取消备案，及时发现安全风险并控制风险。

（三）化妆品原料评价监管科学

随着科技的发展、技术的更新，化妆品原料的升发方法、评价手段逐步完善。例如，以生物技术为主的新兴技术在化妆品研发及生产中的应用日趋增多。国内外化妆品行业中应用较为广泛的生物技术主要包括发酵工程、酶工程、基因工程、细胞工程等，生产的化妆品原料包括微生物发酵液、超氧化物歧化酶、抗菌肽、表皮生长因子、脂质和多糖等。生物技术的应用导致原料的生产工艺与传统方式并不一致，带来新的风险物质和安全性挑战。《化妆品新原料注册备案资料管理规定》对生物技术来源原料资料要求比如研制报告、制备工艺、质量控制标准、安全评价资料等提出了具体评价资料要求。此外，纳米材料作为一种新兴材料，广泛应用于建筑、医药等领域。纳米材料由于其易渗透、分散性好等特点作为化妆品原料添加到化妆品当中。2019 年欧盟委员会发布 6 款含纳米材料制成的防晒产品安全预警。新颁布的《化妆品新原料注册备案资料管理规定》对纳米来源的化妆品原料制备工艺、质量控制标准、安全评价资料等提出了具体评价资料要求。此外，随着科学技术和消费认知的提升，今后对化妆品原料可能会建立起一种动态的监管模式，即通过研究证实化妆品原料可能存在由于技术能力水平所限未被发现或认知到的安全隐患时，政府监管部门会采取对应措施进一步保证原料的使用安全性。

三、我国化妆品原料监管建议及展望

加强化妆品原料的功效评价管理是我们现在需要进行的重要工作，这不仅关乎化妆品的安全性，更是规范化妆品市场的宣传工作的重要根据。化妆品在功效宣传上要有其科学依据，并且公开相关依据，接受社会监察。因此建议化妆品生产企业和研发机构，保障化妆品原料安全性的同时，重视对新原料功效性的研究，对化妆品配方中功效性成分的起效量和安全阈值进行量化研究；建议相关部门抓紧组织制定化妆品功效成分的检验方法和功效评价指导文件，从而促进化妆品企业注重原料功效研发、照实合法进行功效宣传，保障消费者权益。

新原料的创新，应该是在充分保证新原料安全使用前提下的创新，而不是漫无目的、盲目寻求卖点和"炒概念"，如果一种新原料无法保证消费者的使用安全，创新也就无从谈起。因此，对风险程度较高的新原料进行严格的审批，正是政府监管部门保证原料使用安全，维护消费者权益的体现，而对部分新原料实行备案制管理，也正是鼓励企业在认清并落实企业责任的前提下，对新原料进行全面深入研究的一种创新模式。

另一方面多措并举控制原料风险。对高风险新原料继续实施严格的注册，对调整为备案的新原料，通过备案后审查和事中事后监管等方式加强管理。同时，设置上市后监测期，对新原料进行全过程监管，无论是注册还是备案的新原料，在投入使用后 3 年内，均应当每年报告新原料的使用和安全情况，控制新原料使用的安全风险范围。此次监管方式的调整，能够有效夯实企业主体责任，进一步优化监管资源配置，科学地处理安全监管与技术创新的关系，提升新原料管理水平。

第三节 | 特殊化妆品监管科学

因特殊化妆品含有功能性成分，会对人体产生独特功效，所以购买特殊化妆品逐渐成为消费者追求"美"的主要方法。与普通化妆品相比，特殊化妆品中，会添加一些高风险物质来达到特定的功效，国家对这些高风险物质的用量有严格的规定，若超过标准使用量则会对消费者的健康存在一定的潜在危害及风险。近几年因为特殊化妆品引发的过敏、违禁添加事件越来越多，如2011年东洋之花美白面膜氢醌超标事件和2013年日本杜鹃醇致白斑等事件，一些消费者为此付出了惨痛的代价，为此，国家对特殊化妆品的监管也越来越严格。

一、特殊化妆品定义与分类

特殊化妆品是用于染发、烫发、祛斑美白、防晒、防脱发的化妆品以及宣称新功效的化妆品。在《化妆品卫生监督条例》中，化妆品分为特殊用途化妆品和非特殊用途化妆品，而新的《化妆品监督管理条例》中，国务院药品监督管理部门基于风险程度从准确性的角度上对化妆品实行分类管理，分为特殊化妆品和普通化妆品。同时，在原《条例》的基础上，新《条例》根据产品属性和作用机制调整了特殊化妆品的范畴，从原来的9类：育发、染发、烫发、脱毛、美乳、健美、除臭、祛斑、防晒，调整成为新《条例》中第16条提到的"5+X"类，其中"5"是指染发、烫发、祛斑美白、防晒、防脱发，"X"是指宣称新功效的化妆品。另外新《条例》配套的《化妆品分类规则和分类目录》根据化妆品的功效宣称、作用部位、产品剂型、使用人群等因素对化妆品进行细化分类，不仅便于化妆品产品的统计和监督管理，同时还可以促进行业的科学发展。即使不属于5类范围之内的产品，也可以作为新功效类别纳入到特殊化妆品行列中，突出研发的原创性，把更多的科学成果应用到化妆品领域，促进美丽经济的发展。

二、特殊化妆品的注册备案管理制度

新《条例》中明确规定，特殊化妆品实行注册管理，普通化妆品实行备案管理。其中，进口、国产特殊化妆品都需经国务院药品监督管理部门注册后方可生产，注册周期从注册人提交申请之日起至准予注册到公示结束最少历时128日，若期间申报资料存在问题，则在补充资料后审评时限重新计算，所以最长历时218日；国产普通化妆品应当在上市销售前向备案人所在的各省级药品监督管理部门备案，进口普通化妆品应在进口前向国务院药品监督管理部门备案。特殊化妆品的注册管理分为以下3种情况：①首次注册：当注册人首次申请特殊化妆品注册时，应当向国务院药品监督管理部门提交《条例》中所要求的相关资料。②注册变更：对于已注册的特殊化妆品，若其生产工艺、功效宣称等方面发生了实质的变化，注册人应当向原注册部门申请变更注册。③延续注册：特殊化妆品注册证有效期为5年，有效期届满需要延续注册的，按照现行《关于实施特殊用途化妆品行政许可延续承诺制审批有关事宜的公告》进行延期注册。除此之外，在进行注册备案的过程当中，《条例》对注册备案所需的资料进行了统一，无论是进口还是国产产品，或是特殊化妆品还是普通化妆品，在申请注册和办理备案时仅需提供一致的资料即可。

新《条例》实施之后，在原《条例》背景下已注册或已上市的特殊用途化妆品，从以下三个方面提出要求。

（1）基于产品风险程度，部分产品调整至普通化妆品　对产品安全风险不高，控制手段相对成熟的产品，考虑调整至普通化妆品实施备案管理。如原育发类产品中，宣称"防断发"（作用于头发毛干部位，通过修复毛发损伤及保湿起到防断效果）的产品；原除臭类产品中，通过遮盖异味达到除臭效果的产品。这些产品配方相对稳定、整体风险不高，监管控制手段相对成熟，《条例》实施后拟调整为普通化妆品实施备案管理。

（2）基于产品本质属性，部分产品按照药品管理　对于主要通过参与人体生理活动实现治疗或预防疾病的产品，从产品属性来看应当属于药品，应按照药品申报，实施严格监管。如原育发类产品中，通过作用于人体头部相应的靶细胞，调节生理功能，达到刺激头发生长或治疗脂溢性皮炎预防脱发等功效的产品；原除臭类产品中，通过影响汗腺分泌而达到除臭效果的产品等。这些产品在国际上也大多将其纳入处方药、非处方药、医药部外品或医药外品等类别实施严格管理，条例也基于产品本质属性，作出相应调整。

（3）考虑行业实际，给予充分的过渡期　充分考虑我国的现实国情和行业的实际情况，对条例实施前已经获得批准的用于育发、脱毛、美乳、健美、除臭的化妆品给予5年过渡期。过渡期内不再受理新申报产品，已取得特殊用途化妆品批号的，仍依据特殊用途化妆品实施管理，过渡期结束后不得再生产销售该化妆品。

三、特殊化妆品功效宣称要求

安全是化妆品的基本要求，功效是化妆品的营销卖点。化妆品功效一直是驱使消费者选择购买产品的主要动力，对化妆品功效进行宣称是企业吸引消费者的重要手段。目前常见的化妆品宣称包括功效性宣称和安全性宣称两种，安全性宣称已经普遍受到了大众的广泛重视。在《化妆品卫生监督条例》中，仅对防晒产品要求进行功效性评价，2015年版《化妆品安全技术规范》中已经明确了化妆品安全性评价的具体要求。为了守住化妆品安全底线，新《条例》中明确了化妆品功效宣称的要求，即化妆品的功效宣称应当有充分的科学依据，化妆品注册人、备案人应当在国务院药品监督管理部门规定的专门网站公布功效宣称所依据的文献资料、研究数据或者产品功效评价资料的摘要，接受社会监督。同时在新《条例》配套的《化妆品功效宣称评价规范》中对特殊化妆品的"5+1"类也有相关的规定：①具有祛斑美白、防脱发、防晒宣称的化妆品，应当通过人体功效评价试验方式进行功效宣称评价。②具有祛斑美白、防晒、防脱发功效的化妆品，应当由化妆品注册和备案检验检测机构按照强制性国家标准、规范规定的试验方法开展人体功效评价试验。③能够通过视觉、嗅觉等感官直接识别（如染发、烫发等）的化妆品，可免予公布产品的功效宣称依据的摘要。④宣称新功效的化妆品，应当根据产品功效宣称的具体情况，选择相应的评价方法，由化妆品注册和备案检验检测机构按照强制性国家标准、规范规定的试验方法开展人体功效评价试验。

参考文献

［1］黄湘鹭，刘敏，邢书霞，等.全球化妆品法规中祛斑美白类产品的相关规定［J］.香料香精化妆品，2020（6）：91-96.

［2］赵力民，高泰衡，赵平.我国化妆品功效评价方法和现状［J］.中国化妆品，2020（8）：107-109.

第五章
融合产品监管科学

第一节 概述

融合产品是将具有化妆品、医疗器械和药品独立完整属性和评价指标的三种产品中的两种或三种，在满足各自作用机制条件和安全可靠的前提下，通过组合应用，产品间机制互补，发挥协同效应，以达到更好的医疗或美容功效。随着科学技术的快速发展，药品、化妆品、医疗器械在新原理、新材料、新工艺等方面发展迅速，药品与医疗器械组合、药品与化妆品组合、化妆品与医疗器械组合的二品融合，以及药品、医疗器械与化妆品的三品融合，越来越多地应用于日常生活中。

一、药品与医疗器械融合产品

随着生物技术、医疗技术、制剂技术及信息技术的日益发展、交叉与融合，药品与医疗器械或给药装置越来越多地被组合在一起，形成了一类兼具药品和医疗器械功能的药械组合产品。与单一的药品和医疗器械相比，这种药械组合产品通常具有更好的疗效、安全性、使用便利性及患者用药顺应性。但是，当前药械组合产品的监管还面临诸多挑战，因此在 2019 年 4 月 30 日，国家药监局发布通知，开展药品、医疗器械、化妆品监管科学研究，启动实施中国药品监管科学行动计划，并确定首批 9 个重点研究项目，其中包括药械组合产品技术评价研究。

（一）药品与医疗器械融合产品的定义

药品与医疗器械融合产品，又称为药械组合产品。2009 年 11 月，原国家食品药品监督管理局发布《关于药械组合产品注册有关事宜的通告》，首次明确药械组合产品是指由药品与医疗器械共同组成，并作为一个单一实体生产的产品。

（二）药品与医疗器械融合产品的属性界定

国家药品监督管理局医疗器械标准管理中心（以下简称标管中心）负责

组织开展药械组合产品的属性界定工作，并及时在其网站对外公布药械组合产品属性界定结果。截至 2019 年 7 月，共计公布了 13 批界定结果，包括 169 种产品。被界定为不属于药械组合产品的有 73 种（占 43.2%），以药品为主的药械组合产品 52 种（占 30.8%），以医疗器械为主的药械组合产品 44 件（占 26.0%）。

（三）药品与医疗器械融合产品的分类

1. 按申报注册分类

《关于药械组合产品注册有关事宜的通告》明确规定：①以药品作用为主的，需申报药品注册，由药品审评中心负责牵头；②以医疗器械作用为主，需申报医疗器械注册，由医疗器械技术审评中心负责牵头；③需要联合审评的，则由药品审评中心与医疗器械技术审评中心协调同步审评。由上述规定可知，药械组合产品按注册分类，可分为①药品类药械组合产品，包括中西药外用贴敷类、含抗菌消炎药品的创可贴等产品。②器械类药械组合产品，包括带抗菌涂层的导管、带药物涂层的支架、含药节育环、含药避孕套等产品。

2. 按功能分类

目前市场上应用较多的药械组合产品按功能分类，包括：①预充式注射器：包括胰岛素笔、EPO 针、麻醉剂针、α 干扰素针等一次性针剂产品。该类产品具有使用方便、价格低廉等优点。②药用气雾吸入器：据统计，全球十大抗哮喘药物中，有 7 种为气雾吸入器产品。③带药植入型器械：包括胰岛素泵、带药植入式血管支架以及新一代植入性医疗器械，如无线心脏监护仪、实时血糖监测仪、远程生命监护仪、植入性癌症检测仪、颅内帕金森氏病治疗仪、带药缝合线（如 Autosuture）等。这些已经上市或正处于临床试验阶段的药械组合产品，具有及时预知疾病、发挥更好的疗效、使用更加灵活方便等优势。

（四）药品与医疗器械融合产品监管现状

中国目前虽然指定了标管中心负责组织开展药械组合产品的属性界定工作，但未针对药械组合产品设置专门的办公室及注册、审评部门，而是根据其主要作用模式的不同进行界定，然后分别按药品和医疗器械申报注册、审评。虽然《关于药械组合产品注册有关事宜的通告》对组合产品申报注册进行了简要说明和规定，但中国药品监管部门尚未正式发布过有关药械组合产品申报注册的相关法规和指导原则，在该类产品的注册、审批、生产、监管等方面几乎仍是空白，无法满足制药企业对产品研发的需要，影响企业对药械组合产品的申报注册。

自 2009 年通告发布至 2021 年 1 月，我国公布了 13 批共 169 种企业申请界定的组合产品的最终界定结果。但中国正式批准上市的药械组合产品仅 4 种，分别是胃镜胶（含盐酸利多卡因）、紫杉醇释放冠脉球囊导管、抑菌涂层双面补片及抑菌涂层微孔补片，均以医疗器械为主，尚未批准上市以药品为主的药械组合产品。其中，仅第 1 种是国产产品，后 3 种均为进口产品。

随着材料技术、信息技术、网络技术、人工智能的快速发展及其在医药领域的应用日益增多，特别是近年来可穿戴医疗器械如智能血糖仪、智能血压仪等的应用，必将促使医疗器械和药品的日益融合，产生疗效更好、不良反应更小、使用更方便的药械组合产品，并成为药品和医疗器械行业发展的重要方向之一。近期政府大力支持与推进 AI 技术，但这些新技术尚未在药品中得到应用，因为药品注册与审评审批受到非常严格的监管，这就必然要求监管部门开展广泛深入的监管科学研究，早期介入药械组合产品的开发与监管，从而制订科学合理、切实可行的研发技术指导原则、审评审批技术标准及监管法律法规体系，保障药械组合产品的疗效和安全性，促进药械组合产品与产业的健康发展。

二、药品与化妆品融合产品

（一）药品与化妆品融合产品的定义

药品与化妆品融合产品，国外习称"药妆"（cosmeceutical），英文名称是由化妆品（cosmetics）及药品（pharmaceuticals）二词组合而成，意思是具有药物性质的化妆品。Albert Kligman 对药妆的定义是"介于药物和化妆品之间的制品，药妆品的作用超过赋予皮肤以色泽但不及治疗的药物"，以后又补充说，也可称为功能性化妆品（functional cosmetics）或活性的化妆品（active cosmetics）。

药品与化妆品融合产品并非传统意义上的普通化妆品，其功效性和安全性须经国务院药品监督管理部门审评审批后，获得特殊化妆品注册证方可生产、进口。但需指出的是，我国并没有"药妆"的内涵界定，也没有专门针对药妆的法规文件和技术指导原则。

用于规范管理化妆品的主要法规《化妆品监督管理条例》，仅将化妆品分为特殊和普通两类。用于染发、烫发、祛斑美白、防晒、防脱发的化妆品以及宣称新功效的化妆品为特殊化妆品；特殊化妆品以外的化妆品为普通化妆品。同时规定，牙膏参照本条例有关普通化妆品的规定进行管理；宣称具有特殊化妆品功效的香皂适用本条例。由此可见，用于染发、烫发、祛斑美白、防晒、防脱发的以及宣称新功效的药品与化妆品融合产品应界定为特殊化妆品；药品与牙膏融合的产品应为普通化妆品（如云南白药牙膏）；药品与香皂/肥皂融合的产品应为特殊化妆品（如各种药皂）。

（二）药品与化妆品融合产品的分类

从市场的角度，化妆品行业普遍认同的"药妆"大致分为三类：①药品企业延伸出来的"药物化妆品"，如云南白药的采之汲面膜、同仁堂的丽颜坊。②由医学人员研发，在医院和药房渠道销售的"医学护肤品"，如标婷、京卫本草、薇诺娜。③有祛斑、祛痘等针对性功能的"功效性护肤品"，如佰草集、相宜本草、片仔癀等品牌旗下的功效性护肤品。前两种概念将"药妆"更多贴近"药"的范畴，而第三种包含范围最广，也是市场认可度最高的"药妆"概念，有一定保湿舒缓、美白抗衰、祛痘祛斑等特定功效。

目前融合干细胞及细胞因子的化妆品受到越来越多的关注，并逐渐成为一种流行趋势。国外部分品牌已经推出含有表皮生长因子（EGF）或重组人表皮生长因子（rhEGF）的护肤品。但品牌数量较少，并且缺乏高质量的临床研究数据。在国内，考虑到 EGF 可能具有的促进肿瘤生长的危险，国家药品监督管理局于 2019 年明确规定禁止在化妆品中添加 rhEGF，rhEGF 只能应用于临床试验及专利技术，尚没有品牌正式推出相关化妆品。

（三）药品与化妆品融合产品的监管现状

2018 年全球化妆品市场规模达到 4880 亿美元，同比增长 4%。其中，我国达到 4102 亿元，为全球第二，仅次于美国，但"药妆"占比仅 17% 左右。而在欧洲、美国和日本等发达国家及地区，"药妆"占比在 50%~60%，其"药妆"销售额均有几十亿美元。从消费者的角度看,"药妆"因其精准的药效和较为安全的特性广受青睐,其市场规模从 2010 年的 110 亿元,增长至 2017 年的 625 亿元,增长了 4.68 倍,2010~2017 年行业年复合增速达 28.16%。据预测,国内"药妆"市场的规模有望在 2023 年超过 800 亿元。

但是,部分生产者和销售商所生产"药妆"的质量和安全性甚至不及化妆品,主要问题包括:使用禁止用于化妆品生产的原料、应当注册但未经注册的新原料生产化妆品,在化妆品中非法添加可能危害人体健康的物质,或者使用超过使用期限、废弃、回收的化妆品或者原料生产化妆品,以及化妆品的虚假宣传和违法广告等,由此引发了恶性竞争、滥竽充数、假冒伪劣等市场乱象。为此,2019 年 1 月 10 日,国家药监局监管司发布了《化妆品监督管理常见问题解答》并针对"药妆"市场进行整治,表示"对于以化妆品名义注册或备案的产品,宣称'药妆''医学护肤品'等'药妆品'概念的,属于违法行为"。

针对上面的违法行为,《化妆品监督管理条例》第五十九条明确规定,由负责药品监督管理的部门没收违法所得、违法生产经营的化妆品和专门用于违法生产经营的原料、包装材料、工具、设备等物品;违法生产经营的化妆品货值金额不足 1 万元的,并处 5 万元以上 15 万元以下罚款;货值金额 1 万元以上的,并处货值金额 15 倍以上 30 倍以下罚款;情节严重的,责令停产停业、由备案部门取消备案或者由原发证部门吊销化妆品许可证件,10 年内不予办理其提出的化妆品备案或者受理其提出的化妆品行政许可申请,对违法单位的法定代表人或者主要负责人、直接负责的主管人员和其他直接责任人员处以其上一年度从本单位取得收入的 3 倍以上 5 倍以下罚款,终身禁止其从事化妆品生产经营活动;构成犯罪的,依法追究刑事责任。

化妆品违法广告,依照《中华人民共和国广告法》的规定给予处罚;采用其他方式对化妆品作虚假或者引人误解的宣传的,依照有关法律的规定给予处罚;构成犯罪的,依法追究刑事责任。

三、化妆品与医疗器械融合产品

(一)化妆品与医疗器械融合产品的定义

化妆品与医疗器械融合产品,即由化妆品与医疗器械共同组成,并作为一个单一实体生产的产品，涉及化妆品、医疗器械两个领域的产品。

代表品种为"械字号面膜"或"医美面膜"。其按照医疗器械生产标准，使用国际化医用无菌生产线生产，包括净化生产车间及医疗级原材料等，其成分和效果很单一，并且是由专业的医生或医疗机构开出，需要进行临床验证，生产规格是按照药品的质量标准执行。

（二）化妆品与医疗器械融合产品的分类

1. 化妆品与医疗器械融合制成的医用敷料

如第一类医疗器械分类目录中 6864 医用卫生材料与敷料，敷料可用于化妆品中作为面膜的支撑材料，也称"医用敷料"。

2. 化妆品与医疗器械融合制成的牙膏产品

如第一类医疗器械分类目录中 6863 口腔科材料，其中的研磨材料如二氧化硅、金刚石粉等，可被用于牙膏产品中。

（三）化妆品与医疗器械融合产品的监管

随着公众的消费升级，医疗美容越来越贴近我们的生活，各种激光治疗、护肤项目受到消费者的追捧。医疗美容之后，消费者往往被推荐使用各种所谓的"械字号面膜""医美面膜"（通常标识的产品注册证编号为"×械注准"或者"×械备"等），或者被冠以"医学护肤品"的妆字号面膜等。

2020 年 1 月 2 日，国家药品监督管理局发布《化妆品科普：警惕面膜消费陷阱》。其中明确指出，"械字号面膜"其实是医用敷料，属于医疗器械范畴。医用敷料可以与创面直接或间接接触，具有吸收创面渗出液、支撑器官、防粘连或者为创面愈合提供适宜环境等医疗作用。医用敷料应在其"适用范围"或"预期用途"允许的范围内，由有资质的医生指导并按照正确的用法用量使用，不能作为日常护肤产品长期使用。

按照医疗器械管理的医用敷料命名应当符合《医疗器械通用名称命名规则》要求，不得含有"美容""保健"等宣称词语，不得含有夸大适用范围或者其他具有误导性、欺骗性的内容。因此，不存在"械字号面膜"的概念，医疗器械产品也不能以"面膜"作为其名称。

四、药品、医疗器械与化妆品的融合产品

药品、医疗器械与化妆品的融合产品是将具有化妆品、医疗器械和药品独立完整属性和评价指标的三种产品，在满足各自作用机制条件和安全可靠的前提下，通过一个单一实体组合应用，产品间机制互补，发挥协同效应，以达到更好的医疗或美容功效。融合产品不仅要保证其中单个产品的功效和安全性，产品单体之间的协同作用更为重要。在安全性得到保障的前提下，药品、医疗器械与化妆品融合产品的功效最好达到 1+1+1>3 的效果。

目前我国对药品、医疗器械与化妆品融合产品的监管尚处于初级阶段，缺乏相关的法规法律和技术指导原则，产品分类和属性界定也较为混乱。导致同一类的融合产品出现按药品、医疗器械、化妆品进入三种不同注册程序的情况；另外，由于缺乏药品、医疗器械与化妆品融合产品注册申报的技术指导原则，可能导致审批缓慢，监管效率低下的情况发生。

第二节　药品与医疗器械融合产品监管科学

一、药械组合产品概述

（一）定义

根据原国家食品药品监督管理局《关于药械组合产品注册有关事宜的通告》（2009 年第 16 号）规定，我国药械组合产品系指由药品与医疗器械共同组成，并作为一个单一实体生产的产品。

国家药监局器械注册司于 2021 年 1 月 12 日发布的《关于药械组合产品注册有关事宜的通告（修订草案公开征求意见稿）》中保留了 2009 年第 16 号通告的定义原文，并在起草说明中对业内热议的关于定义中药品的范围进行了说明：具有生物活性或者药理活性的成分与器械相组合的情况，该类活性成分通常不单独使用，无法获得单独的药品注册证书，也未收录在药典中，但是该类活性成分符合《中华人民共和国药品管理法》关于药品的定义范围。因此，该类活性成分与医疗器械组合的单一实体产品属于药械组合产品。

（二）监管分类

原国家食品药品监督管理局通告 2009 年第 16 号中不仅对药械组合产品给出了明确的定义，还规定药械组合产品分为以药品作用为主的药械组合产品和以医疗器械作用为主的药械组合产品。对于以药品作用为主的药械组合产品，按药品进行申报受理，最终取得药品注册证；对于以医疗器械作用为主的药械组合产品（又称"含药医疗器械"），按医疗器械进行申报受理，最终取得医疗器械注册证。

二、药械组合产品监管现状及挑战

（一）我国药械组合产品监管现状

2017 年 10 月，中共中央办公厅、国务院办公厅印发的《关于深化审评审批制度改革鼓励药品医疗器械创新的意见》中明确指出，支持具有临床价值的药械组合产品的仿制。但是，我国对药械组合产品的专门监管政策相对较少，在国家药监局检索栏输入"药械组合含药医疗器械"，检索结果包括 7 个法规文件（表 5-1），3 个公告通告（表 5-2）（不含十三批药械组合产品属性界定的结果和已被宣布废止的公告）。其中属于属性界定方面的 2 个；属于审评审批方面的 6 个，另外尚有 4 个指导原则（表 5-3），以几类含药医疗器械的审批与临床试验相关技术指导为主；属于监管决策方面的 2 个，主要梳理如下。

1. 上市前属性界定与注册

原国家食品药品监督管理局（以下简称原 SFDA）《关于药械组合产品注册有关事宜的通告》（2009 年第 16 号）（以下简称 16 号通告）是我国现行法规制度中最早的专门针对药械组合产品的规范性文件。

其实，早在 2004 年，原 SFDA 就印发了《关于药品和医疗器械相结合产品注册管理有关问题的通知》（国食药监办〔2004〕94 号），后面又陆续印发了《关于药械结合类产品管理有关问题的通知》（国食药监械〔2006〕519 号）、但当时名称还没有统一，这两个通知后来也相继废止。

之后，根据具体问题，国家药监部门又出台了针对具体品种的规章制度或指导原则，如《关于远红外贴膏类产品注册问题的意见》（国食药监械〔2007〕282 号）、2009 年 2 月发布的《含药医疗器械产品注册申报资料撰写指导原则》、《中心静脉导管产品注册技术审查指导原则》（2017 年第 14 号）等。

近几年，国家药品监管部门也针对药械组合产品进行了一定的行政实践，例如 2013 年 3 月，原 SFDA 部署开展了贴敷类医疗器械注册专项检查工作；2015 年制订了《药械组合产品属性界定工作程序》等。

《药品注册管理办法》第一百二十二条规定，拟申报注册的药械组合产品，已有同类产品经属性界定为药品的，按照药品进行申报；尚未经属性界定的，申请人应当在申报注册前向国家药品监督管理局申请产品属性界定。属性界定为药品为主的，按照本办法规定的程序进行注册，其中属于医疗器械部分的研究资料由国家药品监督管理局医疗器械技术审评中心作出审评结论后，转交药品审评中心进行综合审评。

原国家食品药品监督管理总局（CFDA）发布的《关于发布药品、医疗器械产品注册收费标准的公告》（2015 年第 53 号）第四部分"其他问题说明"

中专门指出"药械组合产品以发挥主要作用的物质为准，相应收取注册费"。

2. 上市后监管

总体来说，我国尚未出台专门针对药械组合产品上市后监管的法规和指导原则，相关制度体系亟待完善。

根据 16 号通告，药械组合产品经过属性界定并注册之后，药品为主的按照药品管理，医疗器械为主的按照医疗器械管理。根据《医疗器械分类规则》第六条第四款："以医疗器械作用为主的药械组合产品，按照第三类医疗器械管理"。

根据《药品注册管理办法》的相关规定，以药品为主的药械组合产品上市后监管适用药品的相关政策法规；以医疗器械作用为主的药械组合产品的上市后监管适用第三类医疗器械的相关政策法规。

表 5-1　国家药监局专门针对药械组合产品的法规文件

序号	发布时间	文件名称	措施内容
1	2002-08-16	《关于规范磁疗和含药医疗器械产品监督管理的通知》	符合医疗器械定义的含药医疗器械作为Ⅲ类医疗器械管理。企业应提供该类产品含药及不含药的疗效对比报告，且所含药品应取得我局颁发的药品注册证
2	2013-03-28	《关于进一步做好医疗器械产品分类界定工作的通知》（食药监办械〔2013〕36 号）	明确进行分类界定申请的具体事宜
3	2014-09-15	《办公厅关于实施第一类医疗器械备案有关事项的通知》（食药监办械管〔2014〕174 号）	含消毒剂的卫生材料，如以往分类界定文件中曾明确按第一类医疗器械管理，使用酒精、碘酊或碘伏为消毒剂，且仅用于注射、输液前对完整皮肤消毒使用的医疗器械，应按第二类医疗器械管理。除上述情形之外，按药械组合产品及消毒剂的有关规定执行
4	2015-07-14	《医疗器械分类规则》	第六条第四项："以医疗器械作用为主的药械组合产品，按照第三类医疗器械管理。"
5	2017-09-26	《关于规范医疗器械产品分类有关工作的通知》（食药监办械管〔2017〕127 号）	明确药械组合产品分类界定的工作流程

序号	发布时间	文件名称	措施内容
6	2017-10-09	《关于深化审评审批制度改革鼓励药品医疗器械创新的意见》（厅字〔2017〕42号）	明确要"完善相关研究和评价技术指导原则，支持生物类似药、具有临床价值的药械组合产品的仿制"
7	2020-03-30	《药品注册管理办法》（国家市场监督管理总局令第27号）	第一百二十二条：拟申报注册的药械组合产品，已有同类产品经属性界定为药品的，按照药品进行申报；尚未经属性界定的，申请人应当在申报注册前向国家药品监督管理局申请产品属性界定。属性界定为药品为主的，按照本办法规定的程序进行注册，其中属于医疗器械部分的研究资料由国家药品监督管理局医疗器械技术审评中心作出审评结论后，转交药品审评中心进行综合审评

表5-2　国家药监局专门针对药械组合产品的公告通告

序号	发布时间	文件名称	措施内容
1	2021-07-27	《关于药械组合产品注册有关事宜的通告》（国家药品监督管理局通告2021年第52号）	以药品作用为主的药械组合产品应当按照药品有关要求申报注册；以医疗器械作用为主的药械组合产品应当按照医疗器械有关要求申报注册。对于药械组合产品不能确定管理属性的，申请人应当在申报注册前向国家药监局医疗器械标准管理中心申请其属性界定
2	2015-05-27	《关于发布药品、医疗器械产品注册收费标准的公告》（2015年第53号）	药械组合产品以发挥主要作用的物质为准，相应收取注册费
3	2019-05-31	《关于调整药械组合产品属性界定有关事项的通告》（2019年第28号）	对2009年第16号通告进行了补充完善，确定国家药品监督管理局医疗器械标准管理中心负责组织开展药械组合产品属性界定工作

表5-3　我国药械组合产品相关的指导原则

序号	发布时间	文件名称
1	2009-02-20	《含药医疗器械产品注册申报资料撰写指导原则》

序号	发布时间	文件名称
2	2017-02-10	《中心静脉导管产品注册技术审查指导原则》（2017 年第 14 号）
3	2018-05-11	《冠状动脉药物洗脱支架临床前研究指导原则》（2018 年第 21 号）
4	2019-03-01	《生物可吸收冠状动脉药物洗脱支架临床试验指导原则》（2019 年第 8 号）

从相关法规文件的梳理中我们可以看到，对于药械组合产品的属性界定是我国目前针对药械组合产品监管做得最多的工作。因为我国药品和医疗器械上市前后监管模式不同，明确药械组合产品管理属性是确定该类产品上市途径和科学监管的重要基础。界定的主要目的是根据产品的定义和主要作用方式划分产品属性，以免造成药品、医疗器械交叉管理。总体来说，虽然我国在制定政策法规的过程中已经有意对药械组合类产品做出特别规定，但是仍然简单、笼统，缺乏规范性、系统性和全面性，尚不能满足指导监管实践及规范行政相对人行为的要求。

（二）我国药械组合产品监管面临的挑战

以新技术为依托，以药品和医疗器械的融合为特征，客观上决定了其监管的交叉性与严格性，增加了一定的使用和管理风险。药械组合产品的生产企业掌握的专业知识往往局限于药品或医疗器械某一领域，增加了产品出现合规性问题或质量安全问题的潜在风险，更是警示对其科学监管的必要性，实现科学监管，要依靠监管科学。因此，药械组合产品的监管科学研究是一项复杂的工程，面临着巨大的挑战。

1. 需要更科学的属性界定方法

我国目前对药械组合产品的分类界定主要依据产品的作用方式是以药品为主还是以医疗器械为主，然而，随着科学技术的发展，受限于认知水平和不同国家或地区监管模式的差异，这种属性界定方法存在诸多争议，而且产品的主要作用方式的界定也是见仁见智。因此，新技术带来的多样性和复杂性，决定了难以简单、清晰、明了地划分其管理的分类，特别是对进口组合产品或创新型组合产品。在山东大学承担的首批中国药品监管科学行动计划重点项目"药械组合产品技术评价研究"的第四个分项目（我国市场上药械组合产品的现状、存在问题及提出完善药械组合产品生产及上市后监管的建议）调研访谈中，有企业反映在国外按照纯医疗器械管理的产品，在我国注册时需要按照药械组合产品进行属性界定。因此，我国的药械组合产品属性界定方法与国际相关规定的衔接问题也是该类产品监管的一大挑战。

2. 需要更完善的全生命周期核查体系

药械组合产品的批准证明文件按照属性界定之后的属性颁发和管理，因此注册、生产等环节的核查依据也只能是批准证明文件中对应属性的相关法律法规，核查人员也往往只涉及该属性的职业检查员，这与药械组合产品复杂的药、械双重属性是不匹配的。例如以医疗器械为主的药械组合产品其生产工艺往往是通过特殊手段将药品按照规定融入医疗器械中，这里面必然涉及药品的加工和处理，但这一类生产企业往往未进行过药品 GMP 认证，因为经过属性界定为医疗器械为主的药械组合产品之后，其生产质量核查等只能依据现有的医疗器械相关法律法规，而其中涉及的药品质量与安全性监管缺乏相应依据。

3. 需要更系统的不良事件警戒体系

目前，我国医疗器械不良事件和药品不良反应报告系统是分开的，企业往往只注册和使用了其中的一个，但是药械组合产品作为药品和医疗器械相结合的一种特殊产品，若以医疗器械为主的药械组合产品发生不良反应/事件的原因来自所含药品部分，或以药品为主的药械组合产品发生不良反应/事件的原因来自医疗器械部分，或很多时候难以确定产品发生不良反应/事件的原因到底来自药品还是医疗器械时，其上报和监测都会遇到困难。同时，如果以医疗器械为主的药械组合产品中药品部分的某种剂型发现了不良反应，而这种不良反应只可能登记在药品不良反应监测系统，那可能只熟悉和使用医疗器械不良事件监测系统的生产、经营或使用单位必然会出现此类信息接收困难或迟缓。

4. 需要更加科学的临床计量方法

目前的监管难题主要在于以器械为主的药械组合产品的医学计量体系不配套。虽然大量涵盖新成果、新技术的以医疗器械为主的药械组合产品已经开始应用于临床，但是由于缺乏有效的检测与质量控制标准、方法以及具有专业能力的检测与质量控制人员，产品的质量控制水平还远落后于其本身的发展水平。因此，提升医疗器械质量控制水平已成为国家迫切需要解决的问题。而医疗器械质量控制的技术关键是医学计量及其检测。

三、药械组合产品监管科学的核心内容

（一）创新检定方法与工具

由于药械组合产品的生产过程中，药物载体材料、包装材料和生产工艺、器械材料等均可能对所含药物的活性、释放、质量稳定性产生较大影响，同时新的组合方式、药物及其载体材料可能对器械的功能性和安全性产生影响，因此应重点考虑器械和药物的相容性问题，即器械对于药物的影响和药物对器械的影响。随着分析技术的迅速发展，产品结构表征和污染物检测的灵敏度、分辨率、精密度都有了显著提高。因此对该类产品的评价应利用这些新技术和新方法等多学科的评价工具和方法来充分摸清产品的特性，并对产品的质量、安全性、无菌度和临床安全性及有效性进行评估。

（二）建立检定监管数据库

（1）建立医疗器械可提取物和浸出物定性定量评价模型，逐步建立可提取物和浸出物定性定量研究方法及数据库、毒理学风险评估模型及指南、浸出物毒理学数据库。

（2）建立原材料基础数据库。原材料监管贯穿医疗器械监管的全生命周期，如产品研发阶段原材料的筛选、上市后原材料的变更。建立我国医疗器械原材料质量监管模式和我国医用级原材料质量控制标准，在此基础上形成我国医用原材料数据库如添加剂正面清单或添加剂负面清单，从根本上解决我国关键原材料监管数据库缺失现状。

第三节 | 药品与化妆品融合产品监管科学

一、概述

"药妆"一词是由美国化妆品协会创始人之一的 Raymond Reed 在 1961 年首先提出的。之后，美国美容化学协会创始人 Albert Kligman 认为，"药妆品"可被看作功能性化妆品或活性化妆品。近几年市场上掀起了"药妆品"热潮，也有国家相继推出一些药品与化妆品融合产品，"药妆品"开始逐渐受到消费者们的追捧。但由于国内外对化妆品的认识与分类具有差异性，因此全球对于"药妆品"具有不同的认知和定义范畴。国际市场上"药妆店"的出现，会混淆消费者对"药妆品"和化妆品的理解，误导消费者将"药妆品"理解为具有药物作用或可用于治疗皮肤疾病的化妆品。虽然"药妆品"的概念早已提出，但因其属性介于药品和化妆品之间，没有清晰的界限，目前各个国家对"药妆"还没有明确的监管法规。

二、国际上"药妆品"的监管分类与监管现状

（一）美国"药妆品"的监管分类与监管现状

在 20 世纪 30 年代末，美国 FDA 颁布实施《食品药品和化妆品法案》（《FD&C 法案》），明确了药品、食品、医疗器械、化妆品都应当符合其管理要求。在美国市场上销售的化妆品中存在一种产品，即化妆品 - 药品，既有化妆品的使用属性又有治疗或预防疾病的作用，或对人体功能产生影响的产品，例如抗菌产品、防晒产品、防龋产品（牙膏）、止汗剂、去屑洗发水等。根据美国监管机构的规定，化妆品 - 药品在产品属性上属于 OTC 药物，必须同时遵守化妆品和药品的相关法规。

对于 OTC 中化妆品 - 药品的监管制度，在 OTC 药品上市之前无需对其进行审批，对于流通中的化妆品 - 药品，会要求公开配方中的非活性成分，在标签中必须明确地将药物成分标示为"有效成分"，且把它和一些非活性成分区

分开来。尽管美国存在化妆品 - 药品类的产品，也有其相关的监管流程，但美国 FDA 在其官网上明确否认了"药妆品"概念的存在。

（二）日本"药妆品"的监管分类与监管现状

在日本，"药妆品"是介于药品和化妆品之间的一类产品，是以涂抹、喷洒或其他类似方法使用，起到清洁、美化、增添魄力、改变容貌或保持皮肤或头发健康等作用且对人体作用温和的产品。"医药部外品"是指除化妆品的使用目的外，包含一些功效原料使其具有育发、烫发、染发、杀虫等功能的产品，同时还可作为预防粉刺、冻疮等或皮肤杀菌消毒目的使用的、对人体作用温和的产品。从命名方式的角度上看，医药部外品看似与"药妆品"相等，但事实上医药部外品并不是大众所谓的"具有药物性质的化妆品"。

就医药部外品的监管而言，日本对化妆品不实施审批制度，但规定属于医药部外品的产品在上市前必须重点审批产品的安全、功效和质量规格。同时日本对医药部外品的功效宣称要求十分严格，与化妆品不同的是医药部外品必须在容器或包装上带有"医药部外品"字样。

（三）韩国"药妆品"的监管分类与监管现状

韩国在分类上与日本相似，除化妆品、医药品外，还有一类医药外品。在韩国《化妆品法》中，化妆品主要分为两类：一般化妆品和功能性化妆品。其中功能性化妆品范畴与我国特殊化妆品有相似之处，包括：祛斑美白产品、防晒产品、防脱产品等。在韩国的另一部法规《药事法》中指出满足以下任意一点的产品（除医药品外）即属于医药外品：①以治疗、减轻、处理或者预防人或动物的疾病为目的使用的纤维、橡胶产品或者类似产品；②对人体作用轻微或者不直接作用于人体（不是器具或者机器产品）；③为了预防传染病而使用的具有杀菌、杀虫及类似用途的制剂。

在化妆品的监管方面，韩国主要分为上市前许可和上市后监管。上市前一般化妆品不需要备案或许可；功能性化妆品需通过审查或报告；医药外品需要通过申告或许可。上市后的产品则都会进行定期或不定期检查。

三、中国"药妆品"的监管现状及展望

在中国，没有明确"药妆品"属性的产品，即不存在既是药品又是化妆品的"边缘产品"，在化妆品的分类中也只有特殊化妆品和普通化妆品两个类别。从定义的角度，药品在我国是指用于预防、治疗、诊断患者的疾病，有目的的调节人体生理功能但需要在医师的指导下才能使用的产品，而化妆品是针对所有健康消费者研制的且能够依据自身需求无需专人指导购买的产品。同时，药品和化妆品在我国有各自的监管体系，在新《条例》中第三十七条和四十三条明确规定，化妆品标签、广告不得明示或暗示产品具有医疗作用。

"药妆品"出现的核心原因是消费者对于化妆品功效的追求，所以从满足消费者对于产品需求的角度上，应该鼓励和支持化妆品企业加大科研投入，在产品合规性保证的前提下，开发出能够满足消费者对于美好生活向往的、高功效的化妆品。从国际发展角度看，许多国家将高功效、高风险的产品单独进行管理，这与我国特殊化妆品的管理理念相似，说明我国化妆品监管理解与国际化妆品监管思路一致。同时，随着科技的发展，新技术的应用，新产品的开发，新功效的出现，市场上将出现越来越多新的功效产品，这类产品将作为特殊化妆品进行注册制管理，这种监管思路不仅能够保证消费者的用妆安全，同时在一定程度上也促进了行业的科技创新。

四、中医药、细胞治疗与化妆品融合展望

（一）中医药与化妆品融合发展

1. 概述

中医药学是中国古代科学的瑰宝，也是打开中华文明宝库的钥匙。当前，中医药振兴发展迎来天时、地利、人和的大好时机。中国的中医药文化博大精深、源远流长，既可以针对疑难杂症，也可以用于调理保养。诸多历史典籍记载和传承的涉及美容、养颜、护肤等与化妆品功效相关的组方至今流传于世，值得进一步结合现代科学技术研究和改进。在当前政策法规体系下，也有300余个植物物种同时被收录于2020年版《中华人民共和国药典》（以下简称药

典）和《已使用化妆品原料名称目录》（以下简称化妆品原料目录）中。《化妆品监督管理条例》中，明确指出将会支持以中国特殊植物资源和传统优势项目支持化妆品产业的传承与创新。同时，中国自北向南横跨亚寒带、温带、亚热带三大气候带，自西向东依地势分布有高原高山气候、沙漠气候、大陆气候、季风气候、海洋气候等多种气候类型，广袤的地域和多样化的气候条件孕育了诸多特有的植物，如雪莲化、冬虫夏草等。此外，中国自古以来就是农业大国，在人们认知自然的过程中，逐渐发现了部分野生植物可以规模化种植和改良，加之多民族融合的文化，也使得很多植物资源在特定民族习俗的背景下被赋予了全新的意义和应用价值，如藏族习用的藏菖蒲和余甘子，蒙古族习用的沙棘，维吾尔族习用的菊苣等。

综合上述三方面内容，不难发现，仅在中国特有环境下生长的和在中国以特有方式栽培或改良并结合民族元素的植物多数也被包含在中国具有传统使用历史或药用价值的植物范围内，因此，以中药植物作为中国特色植物资源的核心具有相当重要的意义。

2. 中国特色植物资源化妆品的概念和创新发展

（1）中国特色植物资源的诠释和范畴　广义地讲，资源是指一定地域范围内存在的各种物质要素的总称。一般可分为自然资源和社会资源两大类。《辞海》对自然资源的定义为：指天然存在的自然物（不包括人类加工制造的原材料）并有利用价值的自然物，如土地、矿藏、水利、生物、气候、海洋等资源，是生产的原料来源和布局场所。

毋庸置疑，植物资源属于自然资源的范畴，是一个自然存在植物物种或其特定使用部位的集合概念。中国特色植物资源应是在中国境内自然存在的诸多植物物种内能够明显体现中国特有元素的植物资源，对应具体的植物物种。

在中国具有传统使用历史且具备美容护肤功效的植物作为中国特色植物资源的核心具有相当重要的意义。随着科学技术的发展和对植物认知的更新，势必会发现更多蕴含中国特色的植物，使中国特色植物资源成为可持续研究的领域。

综上所述，中国特色植物资源可定义为在中国境内自然环境下生长的植物中，能够明显体现中国特有元素的植物物种（含特定使用部位）的集合。以在中国具有传统使用历史且具备美容护肤功效的植物为核心。其外延范围包括：

在中国特有环境下生长的植物、在中国以特有的方式栽培或改良并结合民族元素的植物以及起源于中国或核心产区在中国的植物（图 5-1）。

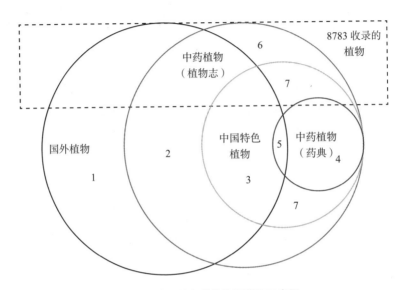

图 5-1　中国特色植物资源范畴示意图

注：1. 国外特有的植物；2. 国外与中国都有的一般植物；3. 国外与中国都有的除中药植物外的特色植物；4. 中国特有的中药植物；5. 中国与国外都有的中药植物；6. 中国特有的一般植物；7. 中国特有的特色植物。

（2）多效型复合原料的开发　随着化妆品行业的发展，化妆品配方已经从初期的单一成分简单混合向使用复配原料转变，从生产角度分析，集多种效果于一身的复配原料也更便于在生产过程中使用。在植物资源中，所含有的物质也是多样化的，在认知水平和生产技术不断改进的前提下，植物资源也不再是针对单一成分的简单提取精制过程。在这种趋势下，针对中国特色植物资源中明确具有某种使用效果的成分进行提取纯化，再结合传统组方制成多效型复合原料，势必将成中国特色植物原料的重点开发方向之一。

（3）与新功效对应的原料再开发　2020 年是化妆品行业法规更新的关键之年。针对新法规体系下的新功效化妆品以及对化妆品功效应有科学支持的要求，以中国特色植物原料作为桥梁，研究开发针对新功效的植物原料，将直接关系到化妆品产品的创新、品牌特色和技术含量的提升。因此，采用科学合理的方法分析研究与新功效对应的中国特色植物原料也将成为化妆品发展创新历程中浓墨重彩的一笔。

（4）新的特色植物资源和配方的开发　300 余种中药植物作为当前中国特色植物资源研究的核心，仅占中国生长分布植物物种的 1%，大量的植物资源还有待进一步的科考和研究，也为在繁多的植物物种中进一步探寻所包含的"中国特色"提供广阔的空间。

除传统组方外，基于现代药物分析技术将传统中药组方改良或重新配伍形成了诸多现代组方，化妆品领域同样可借鉴类似的思路，研究开发依托于中国特色植物原料的中国特色植物资源化妆品配方。

中医的核心思想之一是"以人为本，辨证论治"，化妆品作为现代工业产品也应重点考虑和解决如何将传统思想精髓和现代工业特征进行科学融合。中国特色植物资源中蕴含的中医思想和中药植物的属性，对基于不同皮肤类别和使用需求下，开发具有针对性的配方和产品具有强大的指导作用；同时，结合大样本皮肤数据系统，利用现代 AI 技术及大数据技术，将中医辨证论治思想，融合现代科学技术，以中国特色植物资源化妆品的形式，精准开发出具有中国特色的皮肤健康护理产品。

原料是化妆品的源头，与产品的安全和功效直接相关。中国特色植物原料的研究应用，是化妆品产业在当前作为"美丽经济"的重要组成部分。随着认知程度的提高和基础研究工作的全面开展，在遵循中国传统优势项目发展规律和显现化妆品行业特色的前提下，立足当前、着眼长远，使中国特色植物原料承载起打造中国特色化妆品的重任，实现中国化妆品技术含量与竞争力的全面提升。

3. 中国特色植物资源的精髓

研究探索中国特色植物资源，应重点把握其在"中国"和"世界"之间、"特色"和"普通"之间既独立又融合的精髓所在。

（1）中国特色植物资源应以来源于中国古代典籍或经方为核心，且具有明确的美容护肤相关功效记载　中国最早具有明确记载的美容护肤经方主要出自医学典籍，可以追溯到秦汉时期。在诸如《黄帝内经》《神农本草经》《伤寒杂病论》等古籍中，都不乏对皮肤进行护理养生的组方；家喻户晓的《本草纲目》，为植物资源提供了一定程度的使用依据。

（2）中国特色植物资源应具有鲜明的物种特征和使用广泛性　植物资源是大自然给予人类的宝贵财富，每一种植物资源都有其独特之处，在其应用方面主要体现在一种特有的成分或一种明确的功效。同时，植物资源的这种特点应是得到多数使用群体的认可，进而具有广泛的应用空间。

（3）中国特色植物资源应与当前法律法规和产业政策相容性良好　所谓良好的相容性既包括植物资源自身的功效和安全符合当前法规要求，也包括基于当前法律法规和产业政策对植物资源进行科学合理的改良。随着科学技术的发展和健康意识的提高，当代社会环境下对植物资源的认知已经远远超出古人的水平，部分古方中具有应用记载的植物可能不再适用于当前基于分析化学的毒理学的安全评价体系，如美白古方中使用的白芷、白附子等。因此，当前的法制化对开发植物资源提出了更高的要求，即要同时考虑使用的效果和安全。同时，在人与自然和谐共存的今天，还应充分考虑到可持续发展和资源高效合理使用的问题，避免过度开采对环境造成负面影响。

（4）中国特色植物资源既要充分突出中国特有的元素，也要与当代科学技术的发展趋势相符　在全球经济一体化趋势明显的今天，越来越多的领域向着具备鲜明的国家特色、地域特色、民族特色的方向发展。中国传统中医药理论与当代化学分析技术的融合，从方法上为传统植物资源的研究锦上添花。因此，研究中国特色植物资源，既要在中国源远流长的历史上有所传承，在多民族交融的文化上有所体现，也要在当前科学技术下经受得起验证。

4. 开展中国特色植物资源化妆品研究的意义

（1）贯彻落实政策法规要求，激活行业研究创新氛围　紧密围绕《化妆品监督管理条例》，研究落实"鼓励和支持运用现代科学技术，结合我国传统优势项目和特色植物资源研究开发化妆品"的相关要求，为中国传统美容护肤理论与植物成分的传承与发展奠定的良好基础。结合化妆品监管科学，发挥产、学、研、用一体化优势，在原料信息与保障、功效评价方法、安全检测方法、市场推广渠道和产品开发方向调动行业积极性，为中国特色植物资源化妆品创新发展做好基础支撑并稳步推进，使中国特色植物资源化妆品研究体系搭建初见成效。

（2）继承发展中国传统优势，强化提升民族品牌特色　使以中国特有草本理论和美容护肤理论为核心的传统优势项目在化妆品领域的研究和应用取得进展，进而明确中国特色植物资源化妆品的定义和产品功效范围。全面提升中国特色植物资源化妆品的技术含量，进一步强化产品的功效性与安全性，拓展切实可行的发展途径，引领行业发展方向，最终将中国特色植物资源化妆品打造成为具有鲜明中国特色和国际竞争力的化妆品品类。

（3）迎合市场消费需求导向，推动特色植物资源科学应用　深入分析特色植物资源的发展方向和化妆品市场的消费需求，通过政策法规的宣传与科普活动的开展，使消费者建立科学的产品意识，彻底改变在化妆品领域内以"中医药""中草药"进行宣称和推广的现状。在推动应用中国传统理论指导开发化妆品的同时，对特色植物资源进行科学的定义和范围划分，引导行业正确理解传统优势项目与特色植物资源的内涵与外延，进而为特色植物资源的开发和应用指明方向。

（二）干细胞技术与化妆品融合发展

伴随人类对美的追求以及生物医药技术的发展，化妆品研发与相关产业的发展非常活跃，新产品层出不穷；化妆品研发也从传统的化学美容向生物美容、基因美容发展。干细胞以及细胞因子，不仅是临床治疗的热点领域，而且也越来越多的被化妆品产业提及，成为化妆品研发和热议的焦点。为了明确了解干细胞和细胞因子相关化妆品的发展现状及存在的问题，以下围绕干细胞和细胞因子在化妆品中的应用现状、功效评价方法以及监管措施进行回顾和综述。

1. 干细胞及细胞因子在化妆品领域中应用的理论基础和产业化现状

干细胞是一类能够自我更新并分化成为多种细胞类型的原始细胞，基于其生物特性及功能，目前干细胞已经被应用于临床医学领域，在国际范围内已有十余种干细胞产品上市。其中同种异体骨髓造血干细胞移植治疗多种血液系统疾病最为成熟；韩国批准上市的一种由同种异体人脐带血来源间充质干细胞与透明质酸凝胶组成的新型干细胞药物 Cartistem，主要用于骨关节炎患者的软骨再生与修复，临床试验显示出高质量的关节软骨缺损再生，并有良好的安全性，Osiris 公司推出的 Prochymal 是骨髓来源的间充质干细胞产品，近期被加拿大卫生部批准可以应用于移植物抗宿主病、克罗恩病及 1 型糖尿病，在一项随机对照的临床实验中发现对改善急性心肌梗死也具有明显效果。

干细胞研究在临床领域中的飞速发展给化妆品研发也带来了新的方向。化妆品有可能利用干细胞以下几个特性从而开拓出新的领域：①干细胞可以多向分化，有可能分化形成更多维持皮肤年轻化的细胞；②干细胞可以分泌外泌体，外泌体包含来源于母细胞的多种 RNA、生长因子等，这些物质理论上有助于皮肤老化相关物质的新陈代谢，从而促进皮肤年轻化；③干细胞本身也可以直接分泌生长因子、细胞因子等蛋白，利用这些物质可能有助于改善皮肤老化。

化妆品本质上属于外用制剂，由于干细胞本身对保存条件要求很高，而且不能被透皮吸收，故而迄今尚没有真正意义的以干细胞作为主要有效成分的化妆品上市。国外有少量上市化妆品以添加脐带血干细胞作为宣传点，但缺少脐带血干细胞发挥功效的验证，并且在伦理上有所争议。此外，还有些化妆品声称添加了植物干细胞，也缺乏功效证据。

在干细胞培养过程中，干细胞能够分泌多种细胞因子进入培养基，如表皮生长因子（epidermal growth factor，EGF）、成纤维细胞生长因子（fibroblast growth factor，FGF）、肝细胞生长因子（Hepatocyte growth factor，HGH）、转化生长因子（transforming growth factor-β，TGF-β）等。这些因子通过细胞间和细胞内信号通路的网络调控，调节重要的细胞活动，包括血管生成、趋化作用、细胞外基质的形成等，控制细胞的生长、增殖、分化。目前市场上已经有多种批准使用的添加了细胞因子的药物，强生公司生产的 Regranex 凝胶添加了人重组血小板衍生生长因子，能够促进成纤维细胞增殖、胶原合成及新血管形成，促进创伤面愈合，被美国 FDA 批准用于治疗糖尿病足溃疡。重组人表皮生长因子凝胶也在我国被批准用于治疗烧烫伤创面及慢性溃疡创面，能够加快创面愈合，减少瘢痕形成。

胶原蛋白、弹性蛋白等作为真皮细胞外基质是维持皮肤性状的重要结构蛋白，实验证明皮肤光老化过程中，胶原酶、弹性蛋白酶等的数量及活性增加，真皮细胞外基质被降解，弹性蛋白和胶原蛋白减少进而导致皮肤弹性降低，皮肤皱纹增加。前述干细胞培养液中包含的多种生长因子对于皮肤恢复或新生胶原蛋白和弹性蛋白有显著作用。例如 TGF-β 能够促进胶原蛋白产生，介导细胞外基质形成，刺激成纤维细胞和间充质干细胞增殖，对光老化过程有一定抵抗作用。故此，近年来，局部使用人或动物来源的细胞因子及注射自体来源因子或培养液已经成为新兴的美容研究方向。

迄今人表皮生长因子（human epidermal growth factor，hEGF）在化妆品中的添加应用最为广泛。EGF 主要基于基因重组技术大规模生产。目前国外的部分品牌已经推出了含有 EGF 的护肤品，但品牌数量较少，并且缺乏高质量的临床研究数据。已经上市的美国 Revive 品牌面霜号称添加了 rhEGF；冰岛的 Bioeffect 也声称利用基因重组技术从大麦中提取出 EGF 并添加进入护肤产品，并在欧美的化妆品市场中推出，但是 Bioeffect 应用的 EGF 并没有资料验证与 hEGF 结构相同，因此目前对其成分与功效仍存在疑问。在国内，考虑到 EGF 可能具有的促进肿瘤生长等风险，2019 年国家药品监督管理局明确规定禁止在化妆品中添加重组人表皮生长因子（recombinant human epidermal growth factor，rhEGF），重组人表皮生长因子只能应用于临床药物，所以国内目前只有一些在护肤品应用 EGF 的临床实验及专利技术，尚没有品牌正式推出相关化妆品。其他细胞因子虽然被认为有抗衰老、使皮肤年轻化以及抑制瘢痕的潜在效应，但是缺乏高质量的临床研究进行功效验证，同时也缺乏公认的功效评价标准与验证操作体系，故而几乎没有成熟的产品进入市场。

2. 干细胞与细胞因子在化妆品领域的应用研究

（1）以干细胞培养液中的细胞因子和蛋白质作为化妆品添加物应用　如前所述，迄今 EGF 是被提及最多的细胞因子类化妆品添加物质。EGF 已经被证明外用可以促进烧伤等创面的愈合，效果显著。EGF 能与伤口周缘细胞细胞膜上的受体结合从而激活蛋白激酶，促进 DNA、RNA 和蛋白质合成，加速细胞有丝分裂，缩短愈合时间。基于上述原理和临床药物应用的经验，EGF 被尝试添加于化妆品，希望它能够诱导皮肤新成纤维细胞的产生，并促进新成纤维细胞分泌透明质酸、蛋白质，强化皮肤屏障和增强皮肤弹性，从而获得皮肤年轻化的效果。有文献将添加了 hEGF 的乳液与透明质酸乳液联合应用于轻度至中度光老化的女性受试者，进行 12 周的实验后显示实验组在皮肤的光滑度、弹性、表面亮度、细纹和整体外观上都得到了明显的改善，证明了 hEGF 和透明质酸相结合在抗衰老方面的重要价值。然而以 EGF 作为主料制作化妆品还存在尚未彻底克服的困难，比如 EGF 的半衰期较短、稳定性差，渗透性需要提升，故而相关化妆品的溶剂、渗透剂的媒介制剂还需要进一步有针对性的研发。

由于 EGF 存在可能促进肿瘤发生发展的应用风险，有大量研究在探索化妆品添加其他细胞因子或干细胞培养液中其他蛋白的可能性，试图寻找效果更佳且安全的 EGF 替代细胞因子。Gabriel Nistor 等将皮肤干细胞分泌物加入普通的化妆品乳液中，对 25 名受试者进行了 12 周实验后，发现对皮肤衰老特征有明显改善，研究证实其中的 α2-HS 糖蛋白（胎球蛋白）及干细胞分泌的多种因子，如 EGF、FGF、TGF-β 等发挥了重要作用。在另一项包含人类细胞因子混合物的新型护肤霜研究里，受试者每天 2 次局部应用，研究 6 个月后发现皮肤质地和皱纹明显改善。组织学和超微结构分析结果显示皮肤出现微血管增生、胶原纤维形成、ECM 重塑，研究证实 TGF-β1 可能在其中发挥了关键作用。还有研究人员直接将干细胞条件培养基应用于皮肤。Kim Y J 等将含有 10% 的脐带血干细胞条件培养基的乳液外用于 22 名女性，研究显示脐带血干细胞条件培养基能够促进人成纤维细胞的迁移、增殖及细胞外基质的产生，外用于受试者皮肤 4 周后发现受试者皮肤紧密度提升，并具有抗皱作用，对抗衰老具有一定效果。针对脐带血干细胞条件培养基开展进一步研究，有人发现其中的生长分化因子 11（growth differentiation factor-11，GDF-11）在体外皮肤实验中可以刺激成纤维细胞生长，并促进弹性蛋白、Ⅰ 型胶原、Ⅲ 型胶原和纤维连接蛋白的合成和分泌，可以增加细胞外基质，可能在不久的将来会开展人体实验证明它是否有助于皮肤年轻化作用。

干细胞可以通过旁分泌作用分泌外泌体进入条件培养基，外泌体携带了多种蛋白质及 RNA。研究认为将相关外泌体导入皮肤后可以融合于人成纤维细胞（human diploid fibroblast，HDF），促进 HDF 的胶原蛋白分泌，增加细胞外基质，从而抵抗皮肤老化过程。2017 年在韩国开展一项研究，从人脐带血来源间充质干细胞（human umbilical cord blood-derived mesenchymal stem cells，UCB-MSCs）的条件培养基中提取外泌体，发现外泌体中含有多种促进皮肤年轻化相关的生长因子，如 EGF、bFGF 等，与培养液中种类及浓度相仿；研究人员将分离出的外泌体接种于生长有 HDF 的 KSB-3 培养基里并继续培养，经过 24 小时后发现可以与 HDF 融合，促进 HDF 的体外迁移和 Ⅰ 型胶原及弹性蛋白表达增加，因此细胞外基质产生增加，结论认为外泌体有可能增加皮肤弹性，具有促进皮肤年轻化的效果。为了探讨外泌体用于化妆品的可能性，有研究者将外泌体涂抹于志愿者腹部皮肤，发现18小时外泌体可以逐渐渗透进入表皮，随着时间推移，在皮肤上的吸收程度会逐渐增加。相比其他细胞来源的MSC，UCB-MSCs的外泌体已经是直径较小，渗透能力较强，但是似乎尚不能满足一般化妆品渗透力的需求。针对干细胞外泌体的提取及渗透这一难题，国内已经有报道实现了智能生物技术超滤提取及智能微泡纳米高效渗透，为干细胞外泌体未来应用于化妆品提供技术支持。

目前化妆品行业中有很多品牌宣称应用植物干细胞及其提取物，具有促进皮肤年轻化效果，然而文献检索罕有临床研究报道，循证医学证据缺乏，故而不再赘述。

（2）干细胞及细胞因子相关化妆品功效评价与监管措施现状　目前针对干细胞及其衍生物制剂的化妆品应用受到越来越多的关注，并逐渐成为一种流行趋势。干细胞及细胞因子应用于化妆品迄今还面临很多挑战。从技术上看，干细胞与细胞因子应用于化妆品的功效研究和安全性研究都需要加强。作为生物制剂，该类物质一旦用于化妆品可能引起的副作用及远期影响高于一般基于化学物质的化妆品。作为这一特殊类型化妆品的功效与安全性评价应该包括以下几个方面：①通过生物影像学技术和实验证明相关物质能够在设计好的时间内渗透抵达相应组织；②通过细胞学实验以及既有成熟的肤质评估参数体系评判化妆品所宣称的功效以及起效时间和维持时间；③观察记录化妆品的急性并发症，诸如刺激效应、过敏、感染等；④在较大人群进行长期效果和并发症追踪，避免慢性发作的潜在副作用。干细胞与细胞因子类型化妆品是新生事物，未来将会有更多的功效评价新工具、新标准涌现出来。在监管科学体系内，必然针对这一类化妆品会形成的新的制度体系。

从监管法规视角看，全球范围内尚缺少可供借鉴的成熟监管体系。在美国，对于化妆品的上市无需美国FDA批准，而药品上市需要经过美国FDA的新药申请流程的严格监管。美国FDA仅针对化妆品标签进行审查，如果标签中包含"治疗或者预防疾病，改变身体结构或功能"，则会被归为药品，进行药品申请流程，而对于应用了干细胞及细胞因子的化妆品，其目标功效是存在对人体结构功能改变的，因此需要纳入药品审批流程。在我国一般化妆品采用上市备案制，特殊功效化妆品申报上市另成体系。干细胞与细胞因子相关化妆品显然应该纳入特殊功效化妆品管理，但是他们又与一般意义上的化学剂型特殊功效化妆品有显著不同。在未来我们需要结合干细胞与细胞因子类型化妆品的特点，专门制定监管方法与政策。

五、化妆品用中国特色植物原料的发展与监管

（一）化妆品用中国特色植物原料的定位

中国特色植物资源是一个物种的集合概念，即对应具有能够体现中国特有元素的植物物种。而将特定的中国特色植物资源经过进一步的工艺处理得到的可用于化妆品生产的起始物料即为化妆品用中国特色植物原料，可以对应不同的物理形态或使用效果。

化妆品用中国特色植物原料是化妆品原料的一部分，属于可以用于化妆品生产的植物原料的范畴。因此，化妆品用中国特色植物原料在研发和使用时应符合化妆品原料的通用要求。对中国特色植物原料进行合理的定位，既能推动植物功效成分和相关原料的创新开发，也能进一步推动作为功效基础支持的传统理念和植物成分在化妆品领域的结合应用，更能为打造真正具有中国特色的化妆品锦上添花。

（二）化妆品用中国特色植物原料的发展

植物原料是一个庞大且复杂的体系，在研究化妆品用中国特色植物原料的过程中应对其进行准确的理解，使原料的使用能够同时满足创新发展的需要、消费市场的需求和政策法规的规定。

1. 以中药植物为研究核心，整理汇总化妆品原料中与中药植物相关的已使用原料

化妆品植物原料种类繁多，规格各异，即使是同样的植物名称，在传统中医药领域、化妆品领域和日常生活领域的描述也可能存在一定的差异。一般来说，中药植物的描述会对应特定植物的特定使用部位，也可能对加工方法有特殊的要求；作为化妆品原料使用且原料名称为"某某植物提取物"形式，表示该植物全株及其提取物均为已使用原料，使用时应当注明其具体部位；而在日常生活中往往以最为常见或感知最为直观的使用部位来取代整株植物进行表

述。如在药典中的人参准确表述为五加科植物人参 *Panax ginseng* C.A.Mey. 的干燥根和根茎，使用部位仅限于根和根茎且已进行干燥处理；在化妆品原料目录中的人参提取物则表示整株植物（包括根、茎、叶、花、果实、种子）均作为化妆品原料使用。在药典中的山楂准确表述为蔷薇科植物山里红 *Crataegus pinnatifida.* Bge. var. *major* N. E. Br. 或山楂 *Crataegus pinnatifida* Bge. 的干燥成熟果实；在化妆品原料目录中收录的名称为山楂果提取物，不要求果实状态必须是干燥成熟的；而生活中的山楂往往指可食用的新鲜果实。因此，准确把控植物的物种、使用部位和加工方法，找到已使用化妆品原料中真正的"中草药"原料，对研究中国特色植物资源有着至关重要的意义。

2. 研究植物自身特性与相关原料在皮肤上功效表达的联系

在中药植物的研究领域讲究"性味归经"，所有功效的表达均与之有着密切的联系，这也成为中药植物区别与普通植物最重要、最鲜明的特征之一。随之而来的问题是，现有关于中药植物的功效记载主要通过内服的途径在体内进行表达，在相同的植物来源、相同的成分作用于皮肤表面或经皮吸收时是否与内服表达具有等同性，将成为研究化妆品用中国特色植物原料的一个重大挑战。

3. 按照功效表达，对中国特色植物原料的使用范围提出建议

中药对植物性味归经的描述是一个极为专业的概念，在化妆品行业内，主流的原料的研发、产品的生产或是消费者的使用很难达到中药领域的专业程度。与药品相比，化妆品是一种日常快速消费产品，不需要在专业的医药技术人员指导下使用，更多的是依靠消费者个人的辨识。如何将中药植物的属性、化妆品原料的功效和消费者能够感知到的使用效果结合，成为研究中国特色植物原料过程中的另一个难点。借鉴中药性味归经的描述，化妆品原料应表述的内容既要准确合规，也要通俗易懂，更适宜结合原料的使用目的、实际效果和产品形态进行表述。如可作为保湿剂应用于凝胶、乳液、膏霜形态的产品，起到保持或补充皮肤水分的作用。

（三）中国特色植物资源化妆品的监管建议

"安全""绿色""天然"一直是植物护肤品的营销重点，也是化妆品用中国特色植物原料的发展理念。目前我国对中国特色植物资源尚没有明确的定义和清晰的指导方向，但在新《条例》中第九条提到"国家鼓励和支持化妆品生产经营者采用先进技术和先进管理规范，提高化妆品质量安全水平；鼓励和支持运用现代科学技术，结合我国传统优势项目和特色植物资源研究开发化妆品"，不仅表明了国家将不断支持鼓励传统特色植物资源在化妆品中的应用，也明确指出了中国特色植物原料的未来监管方向。

1. 进一步明确中国特色植物资源化妆品的定义和内涵

应以现行化妆品政策法规为主要依据，明确中国特色植物资源化妆品的定义，在化妆品定义的基础上，从传统理论、成分特征、功效表述等方面进行一定程度的升华而成。在诠释中国特色植物资源化妆品内涵方面应首先明确中国特色植物资源化妆品的属性是化妆品而不是药品，要使中国特色植物资源化妆品具备其区别于中药制剂和外用中成药的明显特征。其次，应结合中国传统的美容养生理论和化妆品的功效宣称范围，对中国特色植物资源化妆品的功效进行客观科学的分类。第三，应在中国特色植物资源化妆品的内涵中充分显现出其使用的中国传统优势项目的优势，进而为后续各项工作的开展奠定良好的基础。

2. 建立中国特色植物原料基础信息保障体系和配套文件

中国特色植物资源化妆品应构建起一套兼顾中医药理论与化妆品准用成分的原料体系，首先应从宏观形成《化妆品用中国特色植物资源原料目录》，在此目录中应明确化妆品用中药成分与《中华人民共和国药典》2020年版收录的植物中药材和《已使用化妆品原料名称目录》中提取物型原料的对应关系；在此基础上，选取使用历史久、使用频次高、使用范围广、市场认可度高的某种特定中药成分再进行深入的研究，形成《化妆品用某中国特色植物资源成分》系列标准，在安全性指标、有效物阈值开展充分研究验证的基础上，还应充分考虑其炮制方法并从整体上对原料的配伍和配方的设计原则予以明确要求。

3. 推动功效、安全、检测、评价一体化的中国特色植物资源化妆品标准体系建设

围绕中国特色植物资源化妆品的重点工作方向进行定制化的标准建设，涉及化妆品用中药植物成分和中国特色植物资源化妆品产品功效评价方法、中国特色植物资源化妆品安全性技术指标控制方法和中国特色植物资源化妆品质量控制和检测方法三个领域。在此基础上统筹推进中国特色植物资源化妆品标准的普及和应用，鼓励行业建设的专门针对中国特色植物资源化妆品标准的研究平台。加强对中医药与化妆品双领域国际标准、检测和认证制度的跟踪研究，使建立的中国特色植物资源化妆品体系逐步与国际接轨，同时具备针对技术性贸易措施的机动应对能力。

4. 研究中国特色植物资源化妆品的法规相容性，拓展中国特色植物资源化妆品的宣传渠道

以现行化妆品政策法规为基础，将中医药美容护肤理论与化妆品的清洁、保护、美化、修饰等基本功能充分结合并予以升华。逐步形成中国特色植物资源化妆品特有的宣传体系。在研究中国特色植物资源化妆品适用宣称的同时，对中国特色植物资源化妆品宣称可能存在的误区进行警示，避免将中国特色植物资源化妆品与中药制剂和中成药的宣称发生交叉或混淆。

在产品市场推广方面，也应充分借助流通渠道的优势，同时加大中国特色植物资源化妆品品牌方销售模式和专门销售中国特色植物资源化妆品经营企业的建设力度，使中国特色植物资源化妆品具有其特有的流通载体，进而加强市场对中国特色植物资源化妆品的认知。

在提升国际竞争力方面，应鼓励有实力的企业"走出去"，建设海外设计研发机构及营销渠道，通过并购重组等方式开拓建立中国特色植物资源化妆品的国际化品牌。

第四节　化妆品与医疗器械融合产品监管科学

2020 年 6 月 16 日，国务院总理李克强签署第 727 号国务院令，公布《化妆品监督管理条例》。《化妆品监督管理条例》自 2021 年 1 月 1 日起施行。化妆品多用于体表，作用缓和，人体吸收少，对人体造成严重危害的可能性小，但使用对象多为健康人群，目的是美化仪表，与用于治病救人的药品和医疗器械"风险与效益比"的理念不同，对产品的安全性要求高，风险零容忍。

化妆品的科学监督，深化"放管服"改革，在严格监管化妆品质量的前提下，进一步优化营商环境，促进产业创新发展。一是按照风险程度将化妆品分为特殊化妆品和普通化妆品，将化妆品新原料分为具有较高风险的新原料和其他新原料，分别实行注册和备案管理，对产品和原料实行更加科学的监管。二是鼓励和支持化妆品研究、创新，保护单位和个人开展研究、创新的合法权益，并强调鼓励和支持结合我国传统优势项目和特色植物资源研究开发化妆品。

根据《医疗器械监督管理条例》，医疗器械是指直接或者间接用于人体的仪器、设备、器具、体外诊断试剂及校准物、材料以及其他类似或者相关的物品，包括所需要的计算机软件；其效用主要通过物理等方式获得，不是通过药理学、免疫学或者代谢的方式获得，或者虽然有这些方式参与但是只起辅助作用。

国家对医疗器械按照风险程度实行分类管理。第一类是风险程度低，实行常规管理可以保证其安全、有效的医疗器械。第二类是具有中度风险，需要严格控制管理以保证其安全、有效的医疗器械。第三类是具有较高风险，需要采取特别措施严格控制管理以保证其安全、有效的医疗器械。针对医疗这个特殊的行业，风险无处不在，无时不有；但是有轻有重，有缓有急。医疗器械的监管，风险管理的理念贯彻到底，保证医疗器械的安全有效，保障人体健康和生命安全。

一、化妆品与医疗器械融合产品的分类

化妆品和医疗器械的比较可以看出：化妆品是日用化学品，医疗器械是以物理方式作用于人体；化妆品施予人体表面，医疗器械可作用于人体任意部位

（可侵入）；化妆品使用于健康人群，对于风险零容忍；医疗器械采取风险与效益比理念，风险管理理念贯穿其中。所以化妆品与医疗器械的监管泾渭分明，界限明确。

但是，化妆品是以涂抹、喷洒或其他方式施予人体表面，物理作用方式给予了医疗器械使用空间。而医疗器械定义中虽规定其效用主要通过物理等方式获得，但不参与药理学、免疫学或者代谢的一些化妆品原料，通过物理作用如保湿等也能与医疗器械融合。随着化妆品、医疗器械行业的创新，风险管理的理念在科学监管中的应用，化妆品于医疗器械的融合产品的监管日益迫切。

（一）化妆品与医疗器械的融合产品的类型

1. 直接融合

化妆品与医疗器械融合，做成整体的产品。例如，第一类医疗器械分类目录中 6864 医用卫生材料与敷料，敷料有可能用于化妆品中面膜的作为支撑材料。如第一类医疗器械分类目录中 6863 口腔科材料，研磨材料二氧化硅、金刚石粉等，有可能用于牙膏产品中。

2. 间接融合

化妆品与医疗器械分开，采用医疗器械或化妆品辅助，达到增效的目的。比如第一类医疗器械分类目录中 6866 医用高分子材料与制品，医疗清洗用具，可以辅助化妆品的淋洗类产品，如洗面奶等，达到清洁功能。如第一类医疗器械分类目录中 6827 中医器械，火罐、气罐、针灸，可与精油等化妆品结合使用，促进吸收，增加中医疗效。

（二）化妆品与医疗器械融合产品的使用

（1）常规使用　日常个人洗护产品，采用涂抹或喷洒的方式，不借助额外的物理方式。

（2）家庭美容与保健　使用市场销售的化妆品或自制产品，采用涂抹、喷洒或其他方式，作用于人体表面。

（3）美容院　使用市场销售的化妆品或自制的产品，借助额外的物理方式，作用于人体表面，或采用微针导入。

（4）医学美容　采用医疗器械，使用化妆品或特定的药物，作用于人体表面或浸入表面，起美化、修饰作用。

（5）医疗 采用医疗器械，使用化妆品或特定的药物，作用于人体表面或浸入人体，起医疗作用。

（三）化妆品与医疗器械融合产品的科学监管

1. 化妆品与医疗器械融合产品的界定

判断化妆品与医疗器械融合产品属于化妆品监管范畴还是医疗器械监管范畴是有难度的。

（1）对于市场已销售的产品，可以通过生产企业对产品备案、审批的类别进行界定。如果按二类或三类医疗器械，或者特殊化妆品申报，必须得到生产许可；如果按一类或者普通化妆品申报，必须按程序进行备案。

（2）对于即将进入市场的化妆品与医疗器械融合产品的审批，应按产品的属性，比对化妆品或医疗器械的定义来划分，从产品组成、使用方式、使用部位、风险程度等几方面来界定。

（3）按照产品的使用功效来划分，化妆品以清洁、保护、美化、修饰为目的，不允许宣称医疗效果。

（4）按照化妆品与医疗器械融合产品的使用场合，从日常使用、家庭美容、美容院美容、医学美容到医疗，风险级别越来越高。若从风险容忍度角度出发，日常使用和家庭美容的融合产品，可以纳入化妆品监管范畴，而医学美容和医疗，肯定属于医疗器械监管范畴，美容院使用产品的监管介乎两者之间。

（5）对于化妆品与医疗器械的间接融合产品，即化妆品与医疗器械分开，化妆品借助医疗器械的物理作用，使化妆品使用增效；或者医疗器械在使用过程中，加入化妆品，起到顺滑、保湿等效果，建议分别界定。

（6）对于家庭或美容院的自制产品，属于化妆品监管范畴还是医疗器械监管范畴难度尤其大。自制产品跳过了监管部门的申报审批、备案等环节，对于产品的组成、使用方式、使用部位、功能与功效等信息不全面。

2. 化妆品与医疗器械融合产品的监管

市售产品按上述原则界定为化妆品或医疗器械后，监管方法就很容易地按照《化妆品监督管理条例》或《医疗器械监督管理条例》进行。目前并不存在械字号化妆品或者妆字号的医学护肤品。

2020 年 1 月 3 日，国家药品监督管理局发布科普性文章《化妆品科普：警惕面膜消费陷阱》表示：①不存在所谓的"械字号面膜"。所谓"械字号面膜"，其实是医用敷料，属于医疗器械范畴。医用敷料可以与创面直接或间接接触，具有吸收创面渗出液、支撑器官、防粘连或者为创面愈合提供适宜环境等医疗作用。按照医疗器械管理的医用敷料，可以分为三大类：外科敷料（分为可吸收和不可吸收敷料）、接触性创面敷料（分为急性创面敷料和慢性创面敷料）、包扎固定敷料。按照医疗器械管理的医用敷料命名应当符合《医疗器械通用名称命名规则》要求，不得含有"美容""保健"等宣称词语，不得含有夸大适用范围或者其他具有误导性、欺骗性的内容。因此，不存在"械字号面膜"的概念，医疗器械产品也不能以"面膜"作为其名称。②"妆字号面膜"不能宣称"医学护肤品"。根据化妆品产品上市前监管方式划分，面膜类化妆品分为两类：第一类，上市前需向国家药品监督管理局申报注册的特殊化妆品，主要是宣称具有祛斑美白等特殊功效的面膜。第二类，上市前需向国家药品监督管理局或者省级药品监督管理部门备案的普通化妆品，主要是宣称具有保湿、清洁、滋润等功效的面膜。根据《化妆品卫生监督条例》等法规、规章的规定，化妆品不得宣称具有医疗作用，其标识不得标注夸大功能、虚假宣传等内容。一些面膜类化妆品，将产品宣称为"医学护肤品""药妆"产品等，属于明示或者暗示产品具有医疗作用，均是违法宣称行为。

随着新的《化妆品监督管理条例》的颁布和实施，新的化妆品产品和原料的分级管理，大大激发了行业的研发热情和创新工作，可以预计，新的化妆品产品品种和新的原料会大大涌现，其中不乏具有低风险的医疗器械加入化妆品新产品和新原料，化妆品与医疗器械的融合产品也会日益增多，因此如何界定以及如何监管此类融合产品是科学监管的一个重要方面。

另外对于难以界定的化妆品与医疗器械融合产品，或者美容院的自制产品，按照科学监管的闭环原则，这些仍然是监管的真空地带，需要进一步研究。

第五节 药品、医疗器械和化妆品三者融合产品的
监管体系构建

随着生物、医疗、制剂及信息技术的发展与融合，日新月异的科技创新
正带给人们更安全、更高效的产品体验。为了满足人们日益增长的多种多样的
对美好生活和美好形象的需求，产品属性与功能也开始多样化，以化妆品为代
表的产品开始融入一些医疗保健的作用。传统的药品和医疗器械生产者也希望
扩大产品的受众群体，促进产品转型升级为具有医疗美容化妆品特质的一类产
品，而不仅仅是局限于对治疗功效的宣称。为了使先进的技术文明产品与人类
需求和谐发展，更好地保障未来医疗器械、化妆品和药品三者融合产品的安全
性和有效性，监管部门应该充分发挥自身职能优势，联合相关企业、高校及科
研院所，未雨绸缪及早地定义和宣传有关理念，为今后相关的法规条例的制定
提供参考，从而尽可能避免市场混乱和监管无序的情况发生。目前药品、医疗
器械和化妆品三者融合产品不多，罕有相关文献资料可借鉴，以下仅对该三者
融合产品的监管体系构建做一个初步设想和展望。

一、药品、医疗器械和化妆品三者融合产品的概念

首先要对三者不同的定义进行严格区分：医疗器械是指直接或者间接用于
人体的仪器、设备、器具、体外诊断试剂及校准物、材料以及其他类似或者相
关的物品，包括所需要的计算机软件；其效用主要通过物理方式获得，而不是
像药品通过药理学、免疫学或者代谢的方式获得。而化妆品是作用于皮肤、毛
发等人体表面的，以清洁、保护、美化、修饰为目的的日用化学工业产品。药
品是指预防、治疗、诊断人的疾病，有目的调节人的生理机能并规定有适应症
或者功能主治、用法、用量的物质，包括中药材、中药饮片、中成药、化学原
料药及其制剂、抗生素、生化药品、放射性药品、血清疫苗、血液制品和诊断
药品等。三者在定义上的差异直接导致了其功能特点和质量要求的不同，因此
在监管层面上应采取相应的不同法规条例加以规范。融合产品的"融合"不是

简单地将三者打包混合在一起，而是具有化妆品、医疗器械和药品独立完整属性和评价指标的三种产品，在满足各自作用机制条件和安全可靠的前提下，进行组合应用，以达到明显高于原有产品的医疗或美容功效。

目前，市面上存在一些产品混淆化妆品与药品或医疗器械的概念的现象。例如市面上"医美面膜"概念就是一个不准确的说法，如果产品按照医疗器械标准生产，更准确的叫法应该为"医用敷料"。一些生产厂家非法夸大面膜的医疗功效性，但是却没有实际取得具有更严格质量标准的"械"字号资质，这违反了目前已有的法规。另一些外观为面膜的产品，以获得的"械"字号资质，宣称或标榜其产品更具有安全和功效来混淆视听，不仅挑起市场不正当竞争，也损害消费者的权益。单一产品都需要时刻严防不法分子的各种违规行为，新的融合产品面市将更进一步加大监管难度。因此，应该规范对相关产品的定义审批，在明确组合产品的各自属性和定义要求的基础上，对融合产品再行审批定义，在关注首要作用模式和主体成分的基础上，以产品标签为抓手，尽量避免出现融合产品标签虚假宣传、夸大宣传和低俗宣传的监管问题。

针对融合产品定义界定的标准和原则，需要进一步深入开展监管科学研究，通过在早期就介入融合产品的开发与监管，从而制订科学、高效、合理并切实可行的研发技术指导原则、审评技术标准及监管法律法规体系，保障组合产品的疗效和安全性，促进整个产业的健康发展。

二、构建融合产品的监管体系

由于融合产品本身所具有的复杂性和创新性，不同于监督部门所管辖的传统类别产品的特殊性，给产品的评价、检测以及审评的管理带来了一定的难度。构建科学高效的融合产品监管体系是一个系统工程，需要在监管科学思想的指导下，高等院校、科研机构、行业组织和专家学者等各方的共同努力。

（一）融合产品监管的安全性评价与检测要求

基于融合产品的定义，安全性是基本要求。以医疗器械和化妆品融合产品的代表——面膜为例，面膜是化妆品市场近年来发展最快的部分之一，数据显示 2016 年护肤品市场规模为 1692.7 亿元，面膜市场规模为 180.7 亿元，占护肤品整体市场 10.68% 的份额。2011~2016 年面膜市场的年均复合增长率达到

15.5%，增速远高于护肤品市场的 7.7%。高速发展的背后也存在着面膜功效夸大宣传、产品质量良莠不齐、违规使用添加剂等多方面问题。2017 年 10 月国家工业和信息化部颁布的面膜新行标 QB/T 2872-2017 从产品原料、载体和包装等众多的角度约束和规范面膜的生产。针对"械"字号的"医用敷料"，企业需要执行更高安全级别、生产级别、监管级别的安全标准，生产过程也要按照医药 GMP 标准来进行。融合产品由于兼顾了药品和医疗器械的属性，相对于单纯的化妆品而言，应该具备更高的安全评价标准，可通过类似新行标的颁布来规范化融合产品的各组分原料来源，详细化生产技术标准，从而有效打击不规范的生产行为，督促企业从源头提升产品质量。

融合产品各组分构成复杂，相较于单一产品，对其有毒有害物质的检测和不良反应的监测更具难点。融合的目的是希望达到单一产品副作用或不良反应能相互消减而不是增加。监管部门应进一步明确监测目的，根据产品的首要作用成分和作用目的，来拓宽或者调整监测方向。以激素成分的检测为例，在化妆品中非法添加激素成分会导致激素依赖性皮炎，因此若以化妆品作为首要作用组分，激素是禁止添加和重点检测的成分；但若以治疗为目的的激素类药品作为首要作用组分，医疗器械和化妆品作为辅助治疗的手段，那么激素为合法添加的成分，此时检测重点就应放在重金属、抗生素和防腐剂等其他物质上。融合产品的不良反应监测体系也应做出相应的调整，各监测单位和第三方检测机构应根据首要作用成分和目的，对融合产品的属性鉴别并分类整理上报。此外，在监测技术层面上，基于已有的高效液相色谱法、薄层色谱法、液相色谱 - 质谱法等物质检测手段，针对融合产品活性成分复杂的特点，开发更多物理、化学和生物检测手段，帮助更加快速、简便和准确地分析检测有毒有害物质。

融合产品的安全性评价应向药品对标，以实验室和临床数据为基础，构建完整的上市前和上市后监管体系。在组合内各单体产品安全性达标的基础上，应该对单体产品之间组合后的作用机制进行安全评估分析，对组合产品的实际安全性进行实验室和临床检测。同时，为解决审评积压，鼓励新组合产品上市，可效仿药品管理如《药品管理法》和《疫苗管理法》相关规定，搭建起融合产品审评高速道，建立针对现有市场较为迫切需求的新产品，开通超常规加速上市机制。管理部门可以颁布制定在研发、生产、检测、注册、流通等方面的法规条例，形成自上而下的规范操作程序，并及时做好融合产品与新形势下监管政策调整方面的衔接工作。针对创新产品中的药物成分经监测发现风险较高的，可由国家监测机构在全国范围内组织一支专门的审核评价队伍，以在线审核为主，间或辅以定期开展现场审核，这样可以对审核评价的技术力量进行资源整合和配置，有效聚集力量着重对创新药、高风险品种进行专门的风险监测。

融合产品一旦出现安全问题，产品组分来源追溯是关键。相关法规条例应明确企业为追溯体系建设的责任主体，可发挥"互联网+"优势，利用类似药品电子监管码来提升监管便捷性，构建组合产品上市生产、流通、使用的全程可追溯监管模式，建立一品一包装产品身份标识为核心的组合产品全生命周期追溯体系，解决来源可溯、去向可查的问题。

（二）融合产品监管的功效性评价与检测要求

融合产品组合在一起是因为具有更好的功效，在安全性得到保证的前提下，功效性监管也是重中之重。为了实现 1+1+1>3 的目标，不仅各个单体的功效应该确定可靠，产品单体之间的协同作用也应该得到充分验证。以纳米中药技术在化妆品中的应用为例，其宣称通过纳米级的中药材结合化妆品内服外用，充分发挥中药调理功能，赋予化妆品高效、稳定、可控，安全的性能。首先纳米材料载体、中药和化妆品各自的机制功效应该明确，组合机制理论上可行后，应通过充分的实验室和临床研究数据来验证其协同作用效应。协同作用应先两两之间验证后再整体验证，如中药材被纳米化后以特定载体承载，其生化、物理活性都发生了改变，需要验证其是否提高了原有的药效，或者是否产生了新的药效；又如化妆品配方中较为复杂的化学成分，是否会干扰或影响中药材药效的发挥。通过上述步骤，在明确三者协同作用的同时，也能确定该融合产品的首要作用模式和主体成分，其所得的数据结论应作为申请分类判定时的重要材料。

（三）融合产品的审评模式与监管思路

美国 FDA 采用首要作用模式（PMOA），将组合产品分配至美国 FDA 一个或两个中心，由其负责产品的首要上市前评审职责。例如器械与生物制品的组合产品，如果其首要作用模式在于生物制品，则由生物制品审评研究中心（CBER）对产品的上市前评审负首要审查责任。欧盟同样强调首要作用模式，同时对于起辅助作用的成分要求向成员国主管机构（Competent Authority）进行咨询，主管机构依据相关标准的安全性、质量和有效性进行评审，并将评审意见反馈给认证机构。

借鉴国外监管经验，针对药械组合产品，2009 年 11 月，国家药品监管部门发布了《关于药械组合产品注册有关事宜的通告》，首次明确药械组合产品是指由药品与医疗器械共同组成，并作为一个单一实体生产的产品。此后 10 年间中国共分 13 批公布了对 169 种组合产品的鉴定结果，与同期申报的组合产品数量相比，最终被认定的药械组合产品数量很少，而批准上市的药械组合产品更少，难以满足产业发展的需要。

目前我国对于组合产品的监管处于初级阶段，一方面没有相关的法规和行政规章，造成融合产品分类较为混乱，同一类融合产品可能会出现按器械、药品和化妆品进入三种不同注册程序的情况。另一方面已有的法规条例没有给出一个明确的注册申报资料要求的指导原则，可能导致审批缓慢，监管效率低下的情况发生。

针对已经出现和可能出现的监管问题，有必要制定出符合我国国情的融合产品管理规定。可尝试由已有的三方审批部门指定专职或兼职人员组成联合工作小组负责组合产品的分类审批工作，并赋予其具有最终分类审评的权限。根据产品的首要作用模式和主体成分，当一项组合产品被指定分配到器械、药品或化妆品审评中心后，即由该中心牵头并负有首要审评责任。牵头中心应当根据组合产品的具体情况，提出需要咨询的问题，并将注册相关资料转到配合中心，配合中心提出评价意见反馈给牵头中心，然后由牵头中心归纳汇总出具最终审评意见。

对于市面上已成功广泛应用的两项融合产品再扩充，可构建"2+1"模式简化审批流程。"2+1"模式即针对已有的相对成功应用的药物、化妆品和医疗器械中的两者组合，再加上剩下的一种进行组合，如光动力治疗（光敏性药物＋发射红光的器械）后，再应用特定化妆品发挥皮肤屏障修复的作用。针对这种情况，可要求只对第三者与已有两者组合之间的协同功效和安全性做检测和审批，从而提高审批效率，加快临床医生对新诊疗技术的开发，鼓励企业对已有产品的创新升级。同时可将已经确认类别批准上市的组合产品目录归纳整理，建立一个及时更新的数据库，并在官方网站公布，来便于企业查询已有产品和参照已归类产品操作。

融合产品上市后的成分更新调整也应建立相应的简化审批流程。在"快时代"文化大背景下，以"Z世代"（主要指95后和00后）为代表的年轻人是美妆业的消费主力军。为了满足他们对于更快速、更便捷、更多功能和更个性化定制的组合产品需求，方便企业及时根据客户需求调整更新组合产品的部分成分，对于兼具医疗和美容作用的化妆品组合产品，监管部门应该制定产品上市后再审批调整流程。当机制明确、上市使用多年的融合产品再注册申请调整时，如果未发生明显实质性改变且无不良事件报告，审批中心可适当简化部分程序，以促进和加速产业创新发展。

参考文献

[1] 魏宝康，王健.中国药械组合产品研发、应用与监管现状［J］.中国医药工业杂志，2020，51（7）：933-937.

[2] 华小黎，陈东生，廖婧.药械组合产品分类及管理策略研究［J］.中国卫生产业，2014，11（30）：70-71.

[3] 王惠敏.高科技让消费者留住青春［J］.日用化学品科学，2007，30（4）：6-8.

[4] 林熙然.药妆品与中药研究［J］.中国中西医结合皮肤性病学杂志，2007，6（4）：257-260.

[5] 李佳兴.美国食品和药品管理局药妆管理概述［J］.首都食品与医药，2012，19（20）：8.

[6] 张明明，王海涛，何聪芬，等.药妆的发展现状和趋势［J］.香料香精化妆品，2009（4）：4-8.

[7] 黄萍萍.国家药品监督管理局查询系统的"药妆"质量研究［J］.化工管理，2020（31）：186-188.

[8] AlbertK. The Future of Cosmeceuticals: An Interview with Albert Kligman, M D, PhD［J］. Dermatologic Surgery，2005，31（7）：890-891.

[9] Kligman A.The future of cosmeceuticals: an interview with Albert Kligman, MD, Ph D.Interview by Zoe Diana Draelos［J］. Dermatol Surg，2005，31（7 Pt 2）：890-891.

[10] 苏哲，邢书霞，王钢力."药妆品"全球监管情况以及对我国的启示［J］.中国药事，

2019, 33（12）: 1383-1390.

[11] 武超.化妆品业的跨界发展[J]. 口腔护理用品工业, 2020, 30（3）: 37-39.

[12] 邢书霞, 苏哲, 左甜甜, 等.世界主要国家和地区化妆品监管体系和法规修订进展[J]. 环境与健康杂志, 2016, 33（2）: 165-168.

[13] 吴莹, 延在昊, 吴冯丹, 等.韩国化妆品法规现状及动态分析[J]. 日用化学品科学, 2016, 39（7）: 1-5.

[14] PARK Y-B, HA C-W, LEE C-H, et al. Cartilage Regeneration in Osteoarthritic Patients by a Composite of Allogeneic Umbilical Cord Blood-Derived Mesenchymal Stem Cells and Hyaluronate Hydrogel: Results from a Clinical Trial for Safety and Proof-of-Concept with 7 Years of Extended Follow-Up[J]. Stem cells translational medicine, 2017, 6（2）: 613-621.

[15] PATEL A N, GENOVESE J. Potential clinical applications of adult human mesenchymal stem cell（Prochymal®）therapy[J]. Stem cells and cloning : advances and applications, 2011, 4: 61-72.

[16] HARE J M, TRAVERSE J H, HENRY T D, et al. A randomized, double-blind, placebo-controlled, dose-escalation study of intravenous adult human mesenchymal stem cells（prochymal）after acute myocardial infarction[J]. Journal of the American College of Cardiology, 2009, 54（24）: 2277-2286.

[17] PAPANAS N, MALTEZOS E. Becaplermin gel in the treatment of diabetic neuropathic foot ulcers[J]. Clinical interventions in aging, 2008, 3（2）: 233-240.

[18] 彭霖, 林彤.表皮生长因子在皮肤科临床应用的安全性研究进展[J].中国麻风皮肤病杂志. 2018, 34（2）: 118-121.

[19] NILFOROUSHZADEH M A, AMIRKHANI M A, ZARRINTAJ P, et al. Skin care and rejuvenation by cosmeceutical facial mask[J]. Journal of Cosmetic Dermatology, 2018, 17（5）: 693-702.

[20] KIM Y-J, SEO D H, LEE S H, et al. Conditioned media from human umbilical cord blood-derived mesenchymal stem cells stimulate rejuvenation function in human skin[J]. Biochemistry and biophysics reports, 2018, 16: 96-102.

[21] KIM Y J, YOO S M, PARK H H, et al. Exosomes derived from human umbilical cord blood mesenchymal stem cells stimulates rejuvenation of human skin[J], 2017: 1102.

[22] WANG J V, SCHOENBERG E, ROHRER T, et al. Stem cells in aesthetic dermatology:

bioethical and professional obligations［J］. Archives of Dermatological Research, 2019, 311（10）: 833-835.

［23］许伟, 蓝翁驰. 药械组合产品的监管对策探讨［J］. 中国医疗器械信息, 2009, 15（8）: 50-52, 95.

［24］王海燕. 浅析中美药械组合产品的监管对策［J］. 中国药物评价, 2015, 32（3）: 175-180.

［25］袁兴东, 高菁, 周鹃, 等. 我国药品定期安全性更新报告的实施现状与展望［J］. 中国药物警戒, 2014, 11（6）: 333-5.

［26］田春华, 李馨龄, 周冉, 等. 日本药品上市后评价制度对我国的启示［J］. 中国药物警戒, 2017, 14（9）: 527-33.

［27］张涛. 对建立药品、化妆品、医疗器械追溯体系的思考［J］. 北方药学, 2020, 17（5）: 179-180.

［28］陶阿丽, 刘婷, 代昌龙. 纳米中药在化妆品中的研究与前景展望［J］. 井冈山医专学报, 2009, 16（5）: 11-13+19.

［29］欧美含药器械技术审评程序介绍［J］. 首都医药, 2004（9）: 49-50.